KNAUR
MENSSANA

Lucia Nirmala Schmidt

Das HandHeilbuch

Einfache Übungen, um Beschwerden zu lindern, die Hände zu kräftigen und die Beweglichkeit zu erhalten

KNAUR
MENSSANA

Die in diesem Buch vorgestellten Übungen wurden von der Autorin und dem Verlag sorgfältig geprüft und haben sich in der Praxis bewährt. Dennoch kann keine Garantie für das Ergebnis übernommen werden. Der Verlag und die Autorin schließen jegliche Haftung für Gesundheits- und Personenschäden aus. Dieses Buch enthält Links zu anderen Webseiten. Für den Inhalt der verlinkten Seiten sind die jeweiligen Betreiber/Innen verantwortlich. Rechtswidrige Inhalte konnten zum Zeitpunkt der Erstellung des Buchinhaltes nicht festgestellt werden. Weder der Verlag noch die Autorin übernehmen Gewähr oder Garantie für den Inhalt der verlinkten Webseiten.

Besuchen Sie uns im Internet:
www.mens-sana.de

MIX
Papier | Fördert gute Waldnutzung
FSC® C018236

Ein Imprint der Verlagsgruppe Droemer Knaur GmbH & Co. KG
Landsberger Straße 346, 80687 München

Redaktion: Anke Schenker
Covergestaltung: atelier-sanna.com, München
Coverabbildung: Simon Bolzern, simon+kim werbefotografie.ch gmbh
Alle Übungsbilder: Simon Bolzern, simon+kim werbefotografie.ch gmbh
Alle weiteren Abbildungen, Illustrationen, Schmuckelemente und Hintergründe: Shutterstock.com
Satzgestaltung: atelier-sanna.com, München
Druck und Bindung: Drukarnia Dimograf Sp. z o. o., Bielsko-BiaÅ,a, Polen
ISBN 978-3-426-65855-0

Kontaktadresse nach EU-Produktsicherheitsverordnung:
produktsicherheit@droemer-knaur.de

8 7 6 5 4

Inhalt

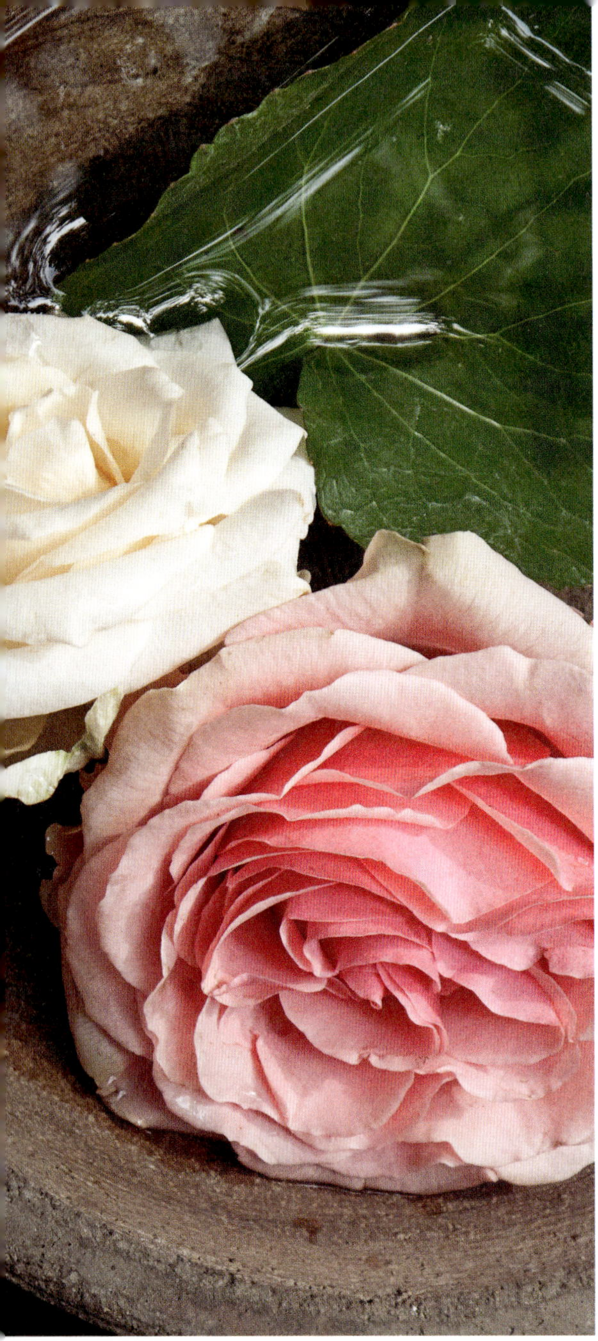

Einleitung

Es sind viele unscheinbare Handgriffe im Alltag – wie eine Türe aufschließen, ein Glas Wasser eingießen, die Zähne putzen, das Smartphone bedienen, etwas Schweres heben oder etwas aufschreiben. Unsere Hände können sowohl feine und präzise Arbeiten ausführen als auch Kraft entwickeln. Mit ihnen können wir uns ausdrücken, kommunizieren, berühren, tasten, Zärtlichkeiten austauschen, schwer tragen oder Kunst erschaffen. All das erfordert ein gutes Zusammenspiel verschiedenster an der Bewegung beteiligter Strukturen. Das wird uns oft erst bewusst, wenn uns etwas wehtut.

Egal ob bei der Gartenarbeit, der Arbeit als Kassiererin im Supermarkt, im Büro am Computer oder in der Freizeit am Smartphone – es leiden Rücken, Nacken und Hände. Die Tätigkeit an Tastatur und Maus führt zu Verspannungen in Händen und Unterarmen, was zu Schmerzen in Händen und Handgelenken führen kann und sich auch negativ auf die Schulter-Nacken-Region auswirkt. Das Gewebe beginnt zu verspannen und zu verkleben, Beweglichkeit und Kraft lassen nach. Die Handgelenke und Hände werden zunehmend fragil und können nicht mehr belastet werden. Die Feinmotorik nimmt ab, die Gelenke werden steif, Schmerzen entstehen, und mit ihnen kommen oft Angst, Passivität oder innere Unruhe.

Die neue Faszienforschung lässt Expertinnen und Experten vermuten, dass der Heilungsprozess im Bindegewebe (den sogenannten Faszien) beginnt und Schmerzen und Steifigkeit gelindert werden können, wenn man gezielt auf die Faszien einwirkt.

Ich praktiziere seit fast drei Jahrzehnten Yoga und bin total erschrocken, als ich plötzlich und aus unerklärlichen Gründen Schmerzen in Händen und Handgelenken bekommen habe. Deshalb liegt es mir besonders am Herzen, meine ganz persönlichen Erkenntnissen, als direkt Betroffene – und als erfahrene Yogalehrerin – mit dir zu teilen.

Es ist ganz gleichgültig, ob du beim Yoga, Pilates oder generell beim Sport immer wieder an Belastungsschmerzen in Händen und Handgelenken leidest oder ob du an Händen und Fingern Beschwerden hast, die so stark sind, dass sie deinen Alltag und dein Wohlbefinden beeinträchtigen. In diesem Buch möchte ich dir die Zusammenhänge zwischen Psyche, Stress, Elektrosmog, Ernährung und der Handgesundheit näherbringen und dir Tipps geben, mit welchen einfachen und bewussten Maßnahmen du dein Wohlbefinden wieder selbst »in die Hand nehmen« kannst. Zudem zeige ich dir mehrfach erprobte und hilfreiche Übungen aus der Therapie und dem Yoga, mithilfe derer ich nicht nur vielen meiner Teilnehmerinnen, sondern auch mir selbst helfen konnte. Durch das Lösen der myofaszialen Verklebungen im Unterarm können Hand und Handgelenk ihre natürliche Kraft und Beweglichkeit wieder voll entfalten. Was es braucht, sind täglich ein paar Minuten, und bereits nach ein paar Wochen wirst du Erfolge verzeichnen können.

1.

FASZIEN UND IHRE BEDEUTUNG FÜR DEINE HAND-GESUNDHEIT

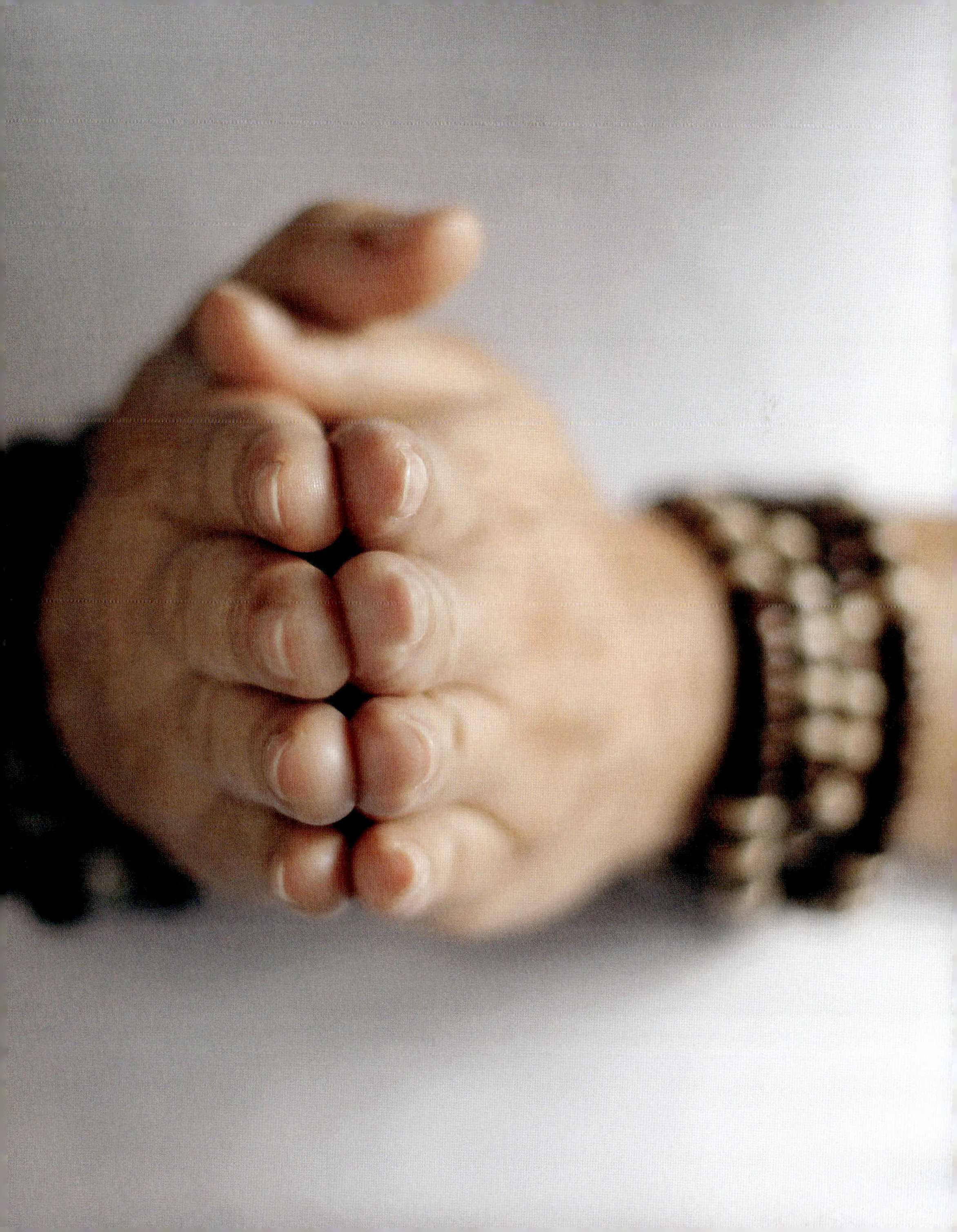

Die Hände bestehen aus 27 Knochen und 36 Gelenken. Auf kleinstem Raum treffen sich Muskeln, Faszien (Sehnen, Bänder, Gelenkkapseln) Blutgefäße und Nerven. Die enge Nachbarschaft der Strukturen macht eine Diagnose häufig schwierig. Eine Sehnenscheidenentzündung und eine Arthrose im Daumensattelgelenk beispielsweise sind kaum voneinander zu unterscheiden.

Faszien sind mehr oder weniger zähe Bindegewebshäute, die den ganzen Körper durchziehen. Das kollagene Bindegewebe umhüllt alles: Muskeln, Organe, Knochen, Blutgefäße, sogar das Gehirn. Sehnen, Bänder, Gelenkkapseln – das alles gehört zum Fasziensystem. Es sind die Faszien, die dafür sorgen, dass wir uns geschmeidig und kraftvoll bewegen können. Nur wenn ein Gleiten zwischen den verschiedenen Gewebeschichten möglich ist, kann auch mühelose Bewegung entstehen. Die Versorgung des Körpers mit Nährstoffen ist eine zentrale Aufgabe der Faszien. In der faszialen Flüssigkeit befinden sich Lymphe und Immunzellen, die für den Zellstoffwechsel nötig sind und eine wichtige Grundlage für das Immunsystem und für die Gesundheit bilden.

Missempfindungen (Parästhesien) wie Kribbeln, Brennen und Taubheitsgefühle in Fingern, Händen und manchmal auch in den Armen sind unangenehm und können belastend sein. Bei Frauen treten sie dreimal häufiger auf als bei Männern. Die Ursachen für diese Sensibilitätsstörungen können harmlose vorübergehende Nervenreizungen, Entzündungen oder ernsthafte neurologische Erkrankungen sein, wie z. B. mechanische Reizung (durch Kompression), orthopädische Erkrankungen (z. B. Bandscheibenvorfall), Durchblutungsstörungen (z. B. Arteriosklerose), Allergien oder Toxine, Entzündungen (bakterielle oder virale Infektionen wie z. B. durch Borreliose oder Herpes), Vitaminmangel (z. B. Vitamin B1, B6 oder B12), Magnesiummangel, Eisenmangel (z. B. Anämie), Polyneuropathien (z. B. bei Diabetes Mellitus, Alkoholismus) oder neurologische Erkrankungen (MS, Parkinson).

Es kann eine hormonell bedingte Funktionsstörung der Transport- und Botenstoffe, zum anderen auch ein Mangel an Vitaminen und/oder Eisen sowie eine Schilddrüsenfehlfunktion sein.

Weitere Faktoren für das Taubheitsgefühl in den Händen und Fingern, gerade bei Frauen in den Wechseljahren, können Hormonschwankungen und ein unregelmäßiger Nährstoffhaushalt sein.

Zudem kann die Belastung durch Elektrosmog das Nervensystem schwächen und schädigen, sodass Störungen und Schmerzen in Fingern, Händen und Armen die Folge sind.

Tipp für den Alltag: Oft hilft es zu supplementieren, um den Mineralstoffmangel erst mal auszugleichen. Als Trägersubstanz kann DMSO (Dimethylsulfoxid) genutzt werden, um die Nährstoffe einzuschleusen und gut aufzunehmen. Auch über die Ernährung kann viel ausgeglichen und geheilt werden. Dabei ist auf eine basische Ernährung zu achten: viel frisches, saisonales Gemüse oder Heidelbeeren. Zudem ist es enorm wichtig, das Herz-Kreislauf-System anzuregen und sich viel und abwechslungsreich zu bewegen.

Was bei unspezifischen Missempfindungen (wenn also keiner der o. g. Gründe feststellbar ist) allerdings immer beteiligt ist, ist ein verklebtes, verspanntes, sprödes Muskelbindegewebe, welches für eine Beeinträchtigung des Nervensystems sorgt.

Triggerpunkte und myofasziales Schmerzsyndrom

Zahlreiche und umfangreiche Studien zeigen, dass myofasziale Triggerpunkte und das myofasziale Schmerzsyndrom zu den häufigsten Ursachen für chronische Schmerzen am Bewegungsapparat zählen. Allerdings wird das in der klassischen Schulmedizin und Schmerztherapie leider immer noch selten erkannt. Vielfach werden bei Missempfindungen und Schmerzen in Händen und Unterarmen fälschlicherweise Arthrose, rheumatoide Arthritis, Karpaltunnelsyndrom oder Sehnenscheidenentzündung diagnostiziert, obwohl Triggerpunkte und das myofasziale Schmerzsyndrom die wahre Ursache sind.

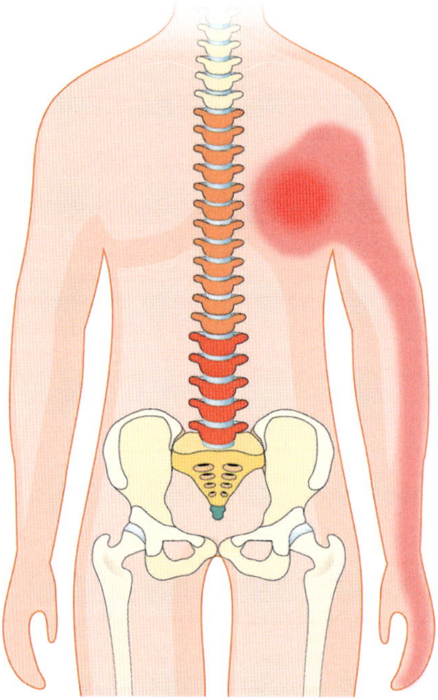

Trigger im Bereich des Schulterblattes, die für Schmerzen im Arm und in den Fingern verantwortlich sein können.

Als myofasziale Triggerpunkte (engl. to trigger = auslösen) werden schmerzhafte und verspannte Bereiche im Muskel bezeichnet. Sie betreffen das Muskelbindegewebe (griechisch myo = Muskel und lat. fascia = Band, Bündel, Verbund). Triggerpunkte können in weit entlegene Regionen des Körpers ausstrahlen und dort Schmerzen verursachen. Es ist also möglich, Schmerzen in der Hand oder im Handgelenk wahrzunehmen, obwohl der Auslöser ganz woanders sitzt.

Durch eine Überbelastung bzw. Fehlbelastung verkrampfen sich kleinste bindegewebige Faseranteile im Muskel dauerhaft, der Bereich entzündet sich, und Schmerzen entstehen. Die Region wird schlecht durchblutet, und somit sind weder der Abtransport der Stoffwechselabbauprodukte noch die Versorgung mit Nährstoffen und Sauerstoff gewährleistet, wodurch eine Übersäuerung entsteht. Aufgrund des Energiemangels (sog. Energiekrise) kann sich der Muskel nicht mehr ohne gezielte Behandlung entspannen.

Dr. Janet Travell und Prof. Dr. David Simons (beide USA) haben gezeigt, dass »die myofaszialen Triggerpunkte sehr häufig als dominanter Krankheitsfaktor für Schmerzen und Funktionseinschränkungen im neuromuskuloskelettalen System verantwortlich sind. Simons beschreibt das myofasziale Syndrom als »häufigste Ursache für chronische Schmerzen am Bewegungsapparat, sofern messbare, spezifische und strukturelle Veränderungen an der Wirbelsäule oder an den Bandscheiben sowie neurophysiologische Abweichungen ausgeschlossen sind«.

Fehldiagnosen sind häufig der Fall bei **Sehnenscheidenentzündungen**, **Karpaltunnelsyndrom**, **RSI** (Repetitive Strain Injury, auch bekannt als Mausarm) oder **Arthrose**. Deshalb werden konservativ-schulmedizinische Behandlungen wenig erfolgreich sein. Sobald wieder belastet und die übliche Tätigkeit aufgenommen wird, kommen die Beschwerden zurück. Die Erfahrungen von vielen Manual- und Körpertherapeut/Innen zeigen, dass die wahre Ursache in den Myofaszien zu finden ist.

Muskelbindegewebsverspannungen in den Beugemuskeln der Finger und Hände sind in den meisten Fällen verantwortlich für Symptome wie bei einer Sehnenscheidenentzündung oder dem **Mausarm**. Werden die verklebten Myofaszien bearbeitet, lassen die Schmerzen nach.

Beim **Pseudo-Karpaltunnelsyndrom** sind es oft verspannte Myofaszien und Triggerpunkte in den Armen und am Schulterblatt sowie Verspannungen der seitlichen Halsmuskeln und des kleinen Brustmuskels, die die gleichen Symptome aufweisen wie ein Karpaltunnelsyndrom.

Bei der Diagnose **RSI** geht man davon aus, dass die Beschwerden von einer monotonen, stereotypen Bewegung verursacht werden. Diese Dauerbelastung, wie sie z. B. bei Schreibarbeit am Computer entsteht, nennt man »repetitive strain«. Wichtig hierbei ist zu erwähnen, dass es nicht entscheidend ist, wie oft man eine Bewegung ausführt, sondern wie! Bewegungen, die leicht, locker, mühelos und fließend ausgeführt werden, lösen keinen Schmerz aus. Auch nicht, wenn sie über einen längeren Zeitraum ausgeführt werden. Was allerdings Beschwerden auslöst, ist, wenn man sich dabei verkrampft oder in einer biomechanisch ungünstigen Haltung verharrt. Wiederholende Tätigkeiten an sich müssen also nicht die Ursache von Beschwerden sein. Es ist eine Frage der Qualität der Ausführung und nicht der Quantität. Hier kann

Yoga helfen, ein verfeinertes Körper- und Bewegungsgefühl zu bekommen, sodass du früher wahrnehmen kannst, wenn du dich bei etwas verspannst oder eine ungünstige Haltung einnimmst.

Wenn die Fingergelenke schmerzen, wird oft die Diagnose Arthrose gestellt – eine Verschleiß- und Alterserscheinung. Doch was ist mit jungen Menschen, die Schmerzen an den Fingergelenken haben, und das trotz eines Berufes, wo keine Abnutzung der Fingergelenke stattfindet? Selbst dann, wenn auf einem Röntgenbild eine arthrotische Veränderung an den Fingergelenken sichtbar ist, ist das selten der Grund für die Schmerzen. Was also ist so druckempfindlich? Oft sind es die faszialen Strukturen, also die Gelenkkapsel, das Bindegewebe der Haut und Unterhaut sowie die Muskelansätze. Triggerpunkte in der Hand und im Unterarm können ebenfalls für Schmerzen in den Fingern verantwortlich sein.

Myofasziale Verklebungen an Unterarmen und Händen

Die klassische Schulmedizin hat außer »Nervenschädigung« oder »systemische Erkrankung« keine Erklärung für die vielfältigen Sensibilitätsstörungen. Dabei ist ein verklebtes, verspanntes Bindegewebe an Unterarmen, Händen und Handgelenken, welches das Gleitverhalten der verschiedenen Gewebe (Haut, Unterhaut, Muskeln, Sehnen, Nerven) gegeneinander verhindert, meiner Erfahrung nach die häufigste Ursache von Missempfindungen. Die Verspannungen können sich bis zu den Schultern erstrecken, und die verspannten Stellen fühlen sich wesentlich kühler an als solche, die gut durchblutet und gelöst sind. Der Zellstoffwechsel ist beeinträchtigt, Nährstoffe gelangen nicht ins Gewebe, Stoffwechselabbauprodukte können nicht abtransportiert werden, der Lymphfluss und die Durchblutung sind gestört, das Gewebe übersäuert immer mehr.

Sauer wird der Körper von allein! Nämlich durch Stress, Ärger, Schlafmangel, ungesunde Ess- und Trinkgewohnheiten oder Überlastung im Training und beim Sport. Damit er wieder basisch wird, müssen wir etwas tun und unseren Körper unterstützen mit Phasen der Regeneration und Erholung sowie gesunder, basischer Ernährung, die in einer akuten Phase ggf. mit Basenpulver ergänzt werden sollte. Längerfristig geht es darum, mehr Balance, Freude, Gelassenheit und Langsamkeit im Leben zu finden.

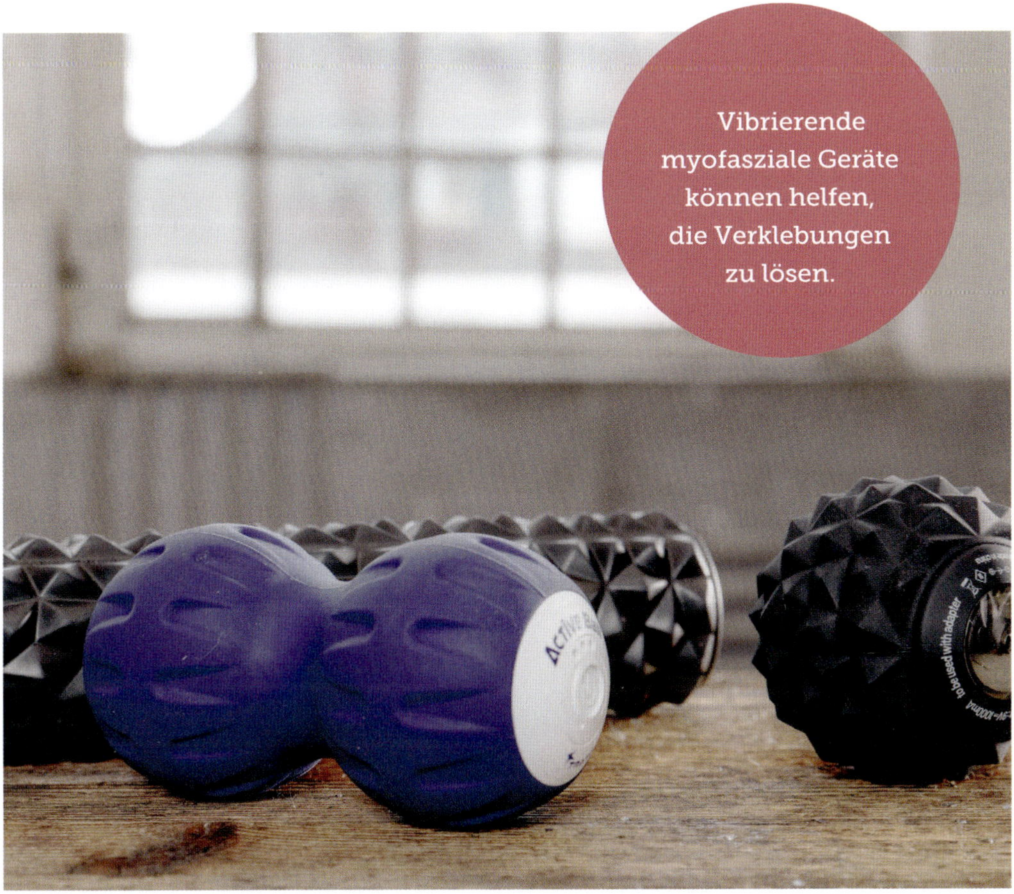
Vibrierende myofasziale Geräte können helfen, die Verklebungen zu lösen.
to be used with adapter

Gefühlsstörungen in Fingern, Händen und Unterarmen sind meistens Ursache eines verklebten Bindegewebes. Die Missempfindungen kommen nicht von den Nerven, sondern vielmehr von den vielen Nervenenden, Rezeptoren und Sensoren, die in den Faszien (Bindegewebe) beheimatet sind. Das kollagene Fasziennetz kann sich bei Stress, Über- und Fehlbelastung zusammenziehen, verfilzen und verkleben. Verschiedene Gewebeschichten, die normalerweise gegeneinander verschiebbar sind, um geschmeidige Bewegung zu ermöglichen, beginnen mehr und mehr miteinander zu verkleben. Äußerlich zeigt sich das daran, dass sich das Gewebe an dieser Stelle hart anfühlt und kaum abheben oder verschieben lässt. Hält dieser Kontraktionszustand an, können mit der Zeit die Beschwerden und Symptome entstehen, von denen hier so oft die Rede ist.

Alte Verletzungen oder Narben am Unterarm (z. B. Unterarmfraktur), dem Handgelenk (z. B. Stauchung) oder der Hand (z. B. nach Karpaltunnel-Operation) können dazu führen, dass sich das Bindegewebe verfestigt und so an entfernten Stellen zu Missempfindungen führt. Bei frischen Narben ist es deshalb wichtig, diese baldmöglichst ganz sanft zu massieren. Später darf die Massage etwas stärker sein, sodass die verschiedenen Gewebeschichten nicht miteinander verkleben. Bei älteren Narben kann diese Intervention mitunter recht schmerzhaft sein.

Tipp: Manchmal bist du besser beraten, wenn du das von einer erfahrenen Körpertherapeutin machen lässt, da es sein kann, dass dir nach einer Selbstmassage die Finger wehtun.

Auch wenn die verschiedenen Beschwerdebilder an Fingern, Händen und Handgelenken ganz eigene Maßnahmen erfordern, haben alle etwas gemeinsam: Es ist wichtig, sich achtsam und ohne Belastung zu bewegen (= lockern und mobilisieren). Kräftigende Impulse kommen an letzter Stelle, und zwar nur, wenn keine Entzündung vorliegt. Vorher geht es darum, mit verschiedenen Dehnimpulsen (ziehend, schwingend, zupfend, klopfend, saugend) das Muskelbindegewebe zu lösen und Raum zu schaffen. Mit verschiedenen Massagetechniken (mit und ohne Hilfsmittel) werden myofasziale Verspannngen und Verklebungen gelöst, sodass sich das Gewebe neu ausrichten kann und weniger Schmerzen verursacht.

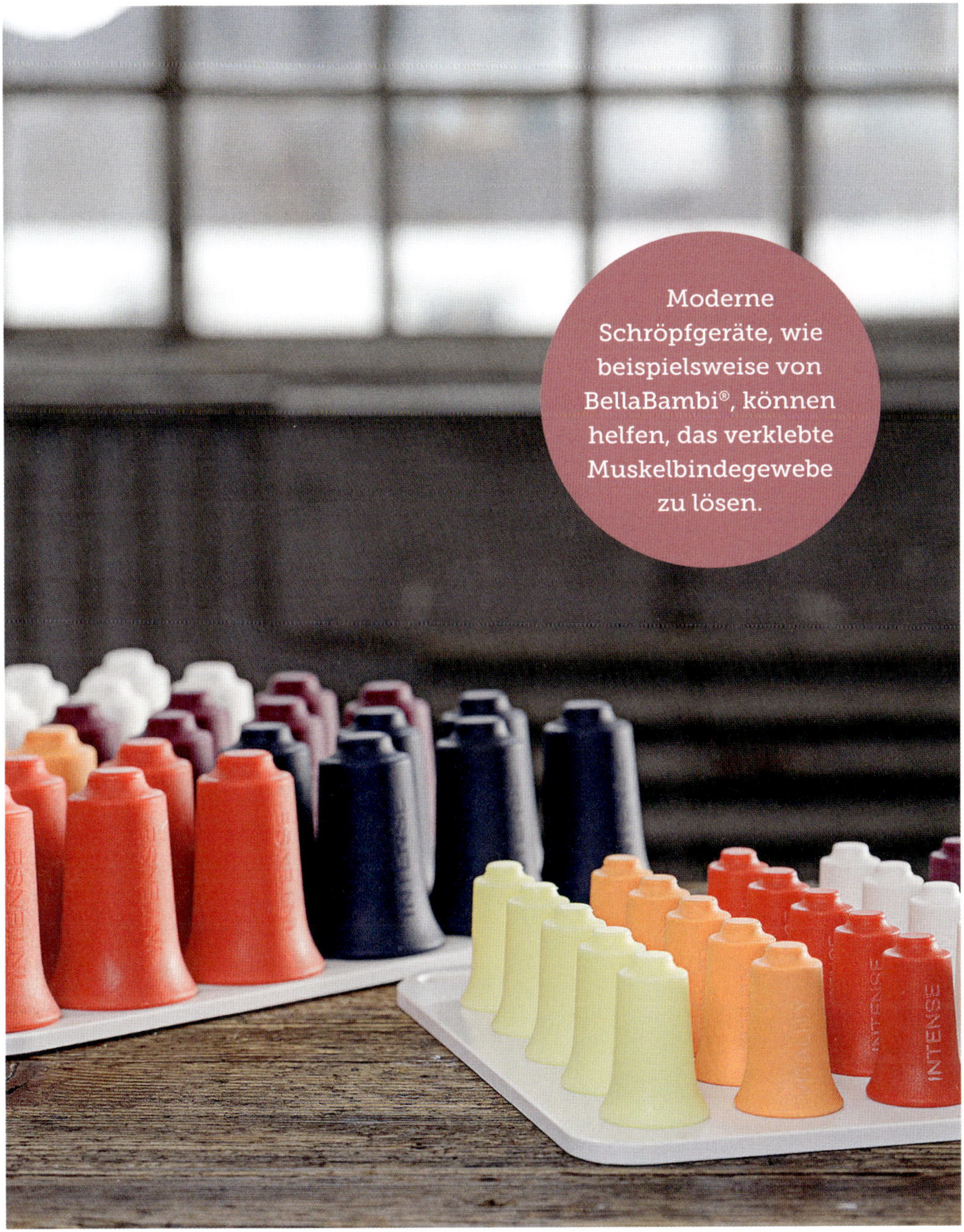

Moderne Schröpfgeräte, wie beispielsweise von BellaBambi®, können helfen, das verklebte Muskelbindegewebe zu lösen.

2.

PRAXISTEIL

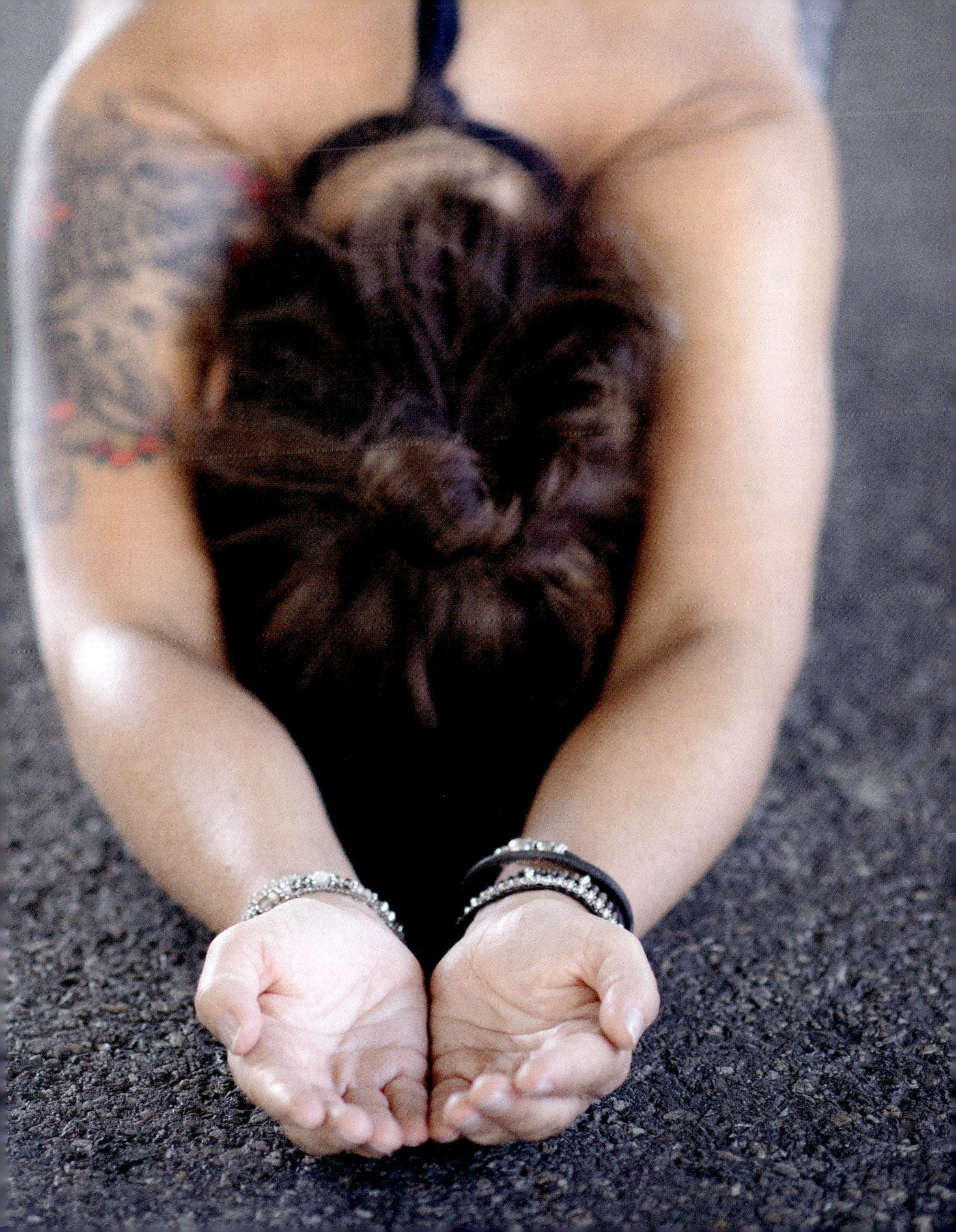

Vorher-Nachher-Test

Mein Praxistipp für dich: Mache, bevor du mit deinem Übungsprogramm beginnst, immer diesen »Vorher-Nachher-Test«. Er hilft dir zu erkennen, welche Übungen dir bei deinen Beschwerden Linderung verschaffen und welche nicht. So findest du mit der Zeit dein ganz persönliches Übungsprogramm, welches effektiv und nachhaltig ist.

Es gibt bestimmte Basisbewegungen des Alltags, die Schmerzen verursachen können. Teste diese Bewegungen aus, bevor du beginnst. Diese sind:

Das Hangelenk beugen (Palmarflexion)

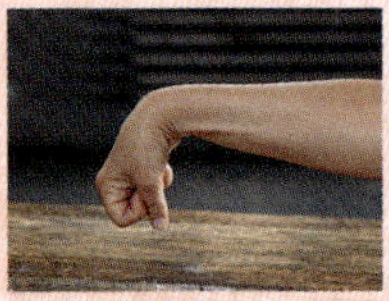

Das Handgelenk strecken (Dorsalextension)

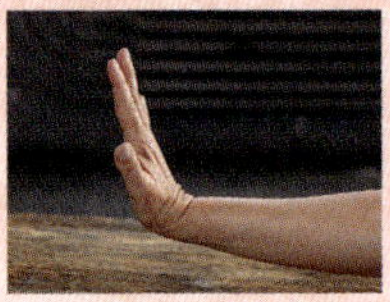

Das Handgelenk seitlich abknicken

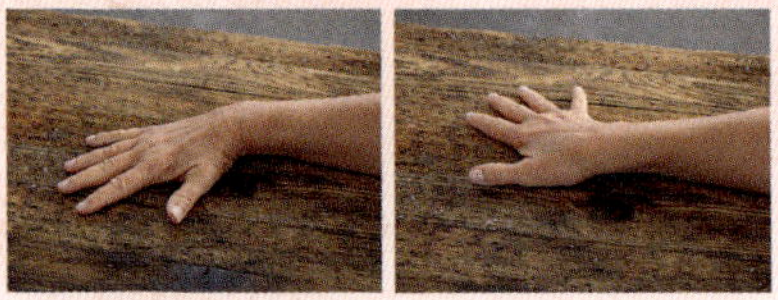

Griffstärke

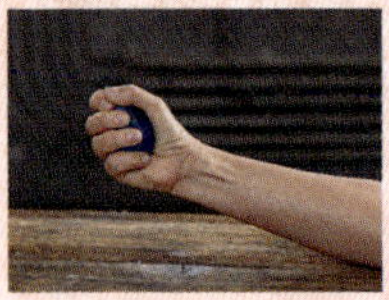

Schlüsseldrehen

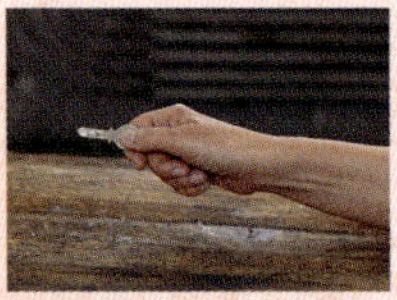

Flasche aufschrauben

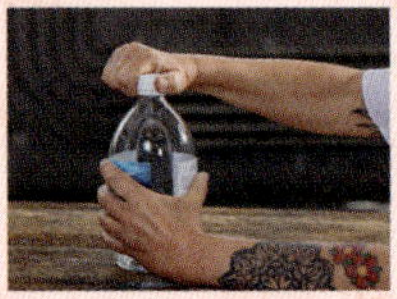

Kraft entwickeln bei einer Stützhaltung

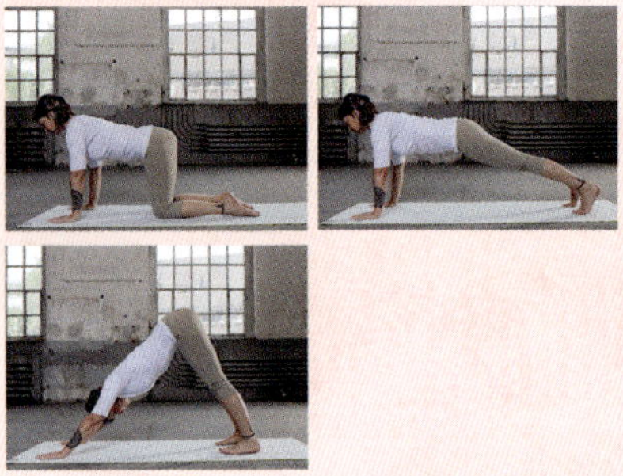

Führe jetzt dein Übungsprogramm durch. Wähle jeweils eine einzige Übung aus jedem der fünf Programme. Das bedeutet, du machst fünf Übungen deiner Wahl täglich. Wechsle jeden Tag die Übungen, damit du rausfindest, welche bei dir besonders wirksam sind. Tipp: Wenn du eine Übung nicht magst oder sie keine Wirkung zeigt, wiederhole sie nach ein paar Monaten nochmals. Es kann sein, dass sich das Gewebe durch das regelmäßige Üben verändert und eine Übung, die vorher wenig Veränderung brachte, plötzlich ihre Wirkung zeigt.

Nachher

Sobald du die fünf Übungen abgeschlossen hast, wiederhole den Test mit den sieben Basisbewegungen und einer Ganzkörper-Stützhaltung nochmals. Was hat sich verändert?

Achte beim Vorher-Nachher-Test auf Folgendes:

- Wann, bei welcher Bewegung, tut es weh?
- Wo tut es weh?
- Wie stark sind die Schmerzen auf einer Skala von 0 bis 10?
- Strahlen die Schmerzen aus? Wenn ja, wohin?
- Wie groß ist der Bewegungsumfang?
- Wie geschmeidig ist die Bewegung? Knackt es?
- Wie kräftig kannst du zugreifen, ohne Schmerzen zu bekommen?
- Wie fühlen sich Stützhaltungen an (z. B. Katze, Brett, herabschauender Hund)?

Um die Faszien gezielt anzusprechen, ist es wichtig, sich vielfältig und variantenreich zu bewegen. Deshalb werden wir nicht nur viel schütteln, schwingen, klopfen und zupfen, sondern auch verschiedene Kraft- und Dehnimpulse in unterschiedliche Richtungen setzen, um die myofaszialen Linien der Arme und der anderen myofaszialen Bahnen möglichst vielfältig anzusprechen. Mit den Myofascial-Tools werden wir sogenannte Triggerpunkte massieren, entspannen und lösen und mit den BellaBambi®-Cups das Gewebe ähnlich wie beim Schröpfen bearbeiten. Diese Maßnahmen lösen die Verklebungen der verschiedenen Gewebeschichten und fördern die Neuausrichtung der kollagenen Fasern. Das führt zu mehr Bewegungsfreiheit sowie zu mehr Gelöstheit und Leichtigkeit und kann sogar Schmerzen reduzieren.

In diesem Kapitel findest du hilfreiche und heilsame Übungen, eingeteilt in ein Lockerungs- und Mobilisationsprogramm, ein Dehnprogramm, ein Kräftigungsprogramm, ein myofasziales Release-Programm sowie Bäder und Massagen. Ich empfehle dir, täglich aus jedem dieser fünf Programme je eine Übung zu machen und jeden Tag die Übungen zu variieren. Das bedeutet, dass du jeden Tag fünf Übungen über den Tag verteilt machen wirst, die die Selbstheilungskräfte des Körpers unterstützen.

Programm 1: Lockerung und Mobilisation

Die Gleitfähigkeit der verschiedenen Gewebeschichten zueinander wird verbessert, die Bewegung erleichtert.

Schmerzen abschütteln

- Komm in einen bequemen aufrechten Stand. Die Füße sind gut geerdet, die Knie entspannt. Lass die Arme locker neben dem Körper hängen. Schüttle deinen Körper aus, indem du so in den Knien federst, dass eine Vibration durch den ganzen Körper geht. Mache das etwa 1–3 Minuten lang und lass deinen Atem natürlich fließen. Spüre nach.

Lockerung des gesamten Körpers. Verbesserung der relativen Beweglichkeit der verschiedenen Gewebeschichten zueinander. Lösen von Verklebungen im myofaszialen System. Aktivierung der Energieströme.

Finde für die Übungen im Sitzen eine für dich bequeme Haltung. Das kann auf einem Stuhl sein oder auch auf einem Sitzkissen auf dem Boden. Manche Übungen kannst du sogar im Stehen machen.

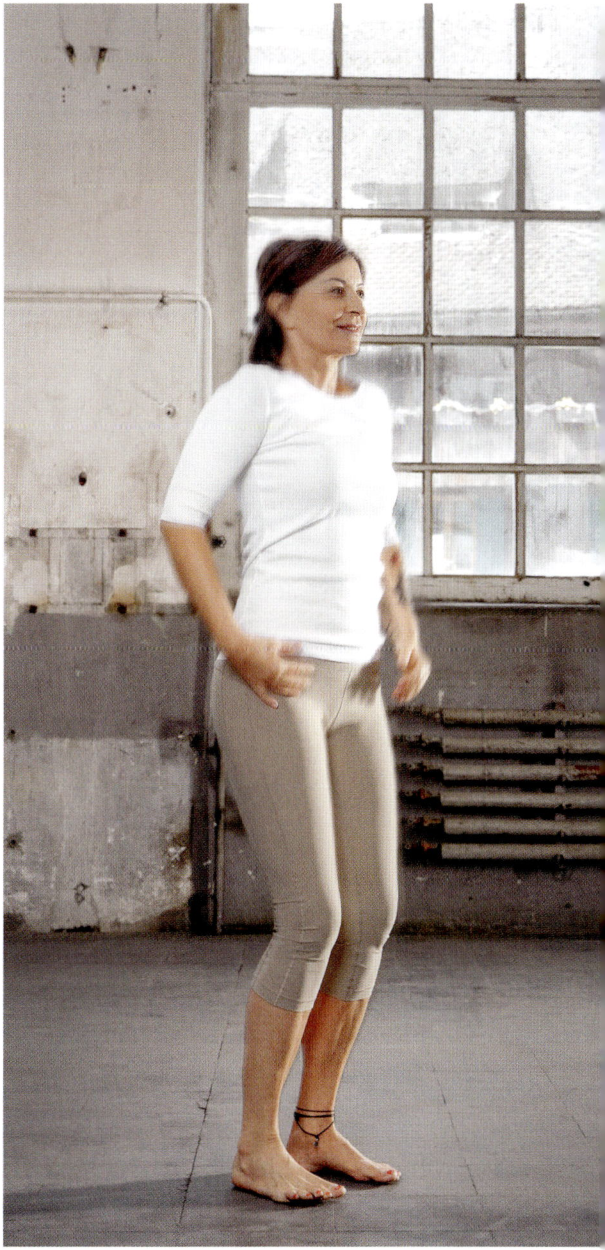

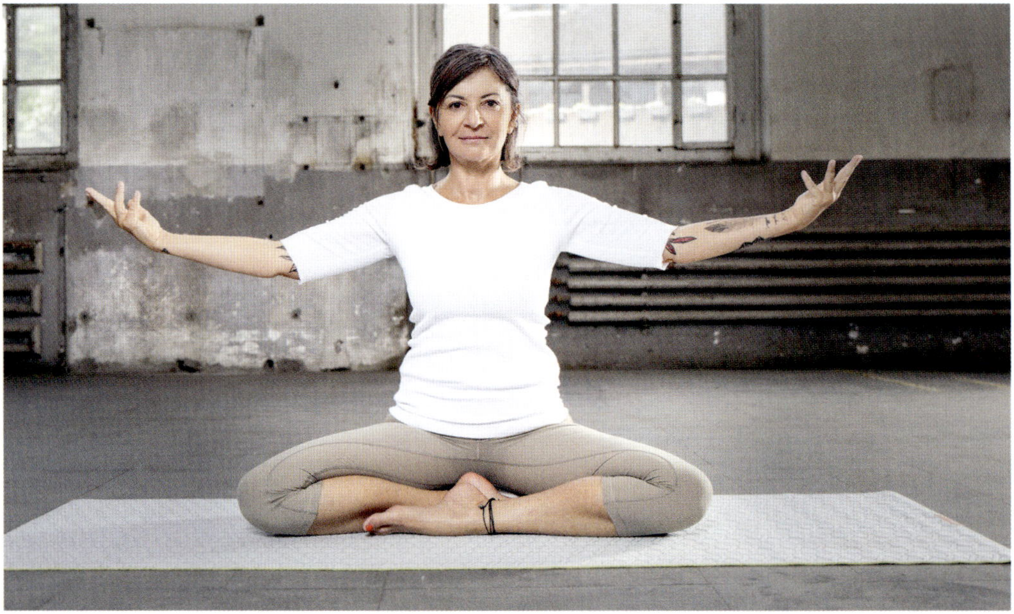

Schultern, Ellbogen und Handgelenke mobilisieren

- Sitz aufrecht, sodass die Schultern senkrecht über dem Becken platziert sind, und strecke die Arme zur Seite aus. Kreise die Hände aus den Handgelenken heraus, zuerst in die eine Richtung, dann in die andere, und binde die Finger in die Bewegung mit ein.
- Kreise dann die Unterarme aus den Ellbogen heraus. Die Oberarme bleiben stabil. Die Unterarme kreisen so, dass die Finger relativ eng vorn an der Schulter vorbeikommen. Führe die Bewegung erst in der einen Richtung, dann in der anderen aus.

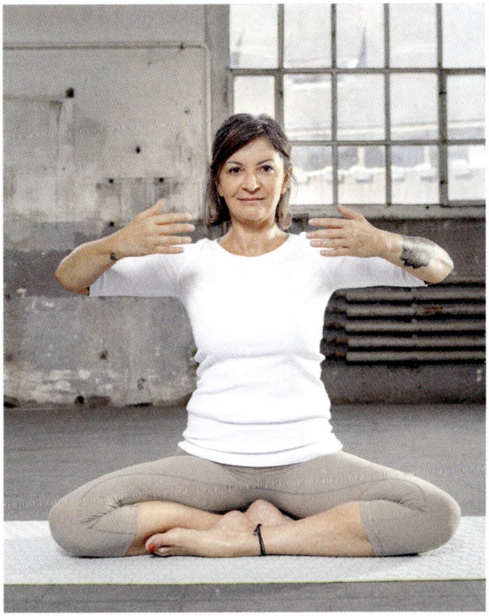

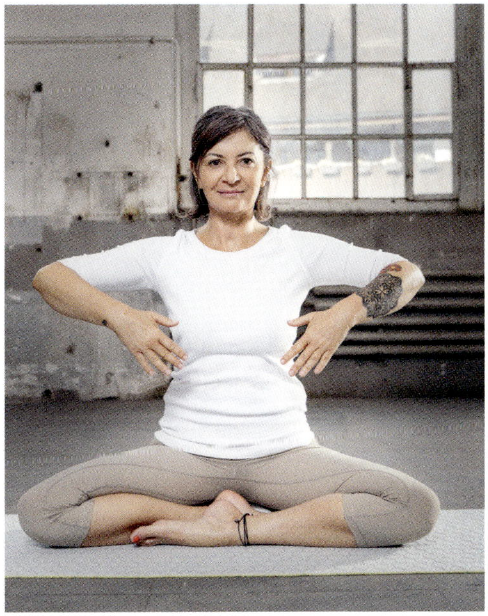

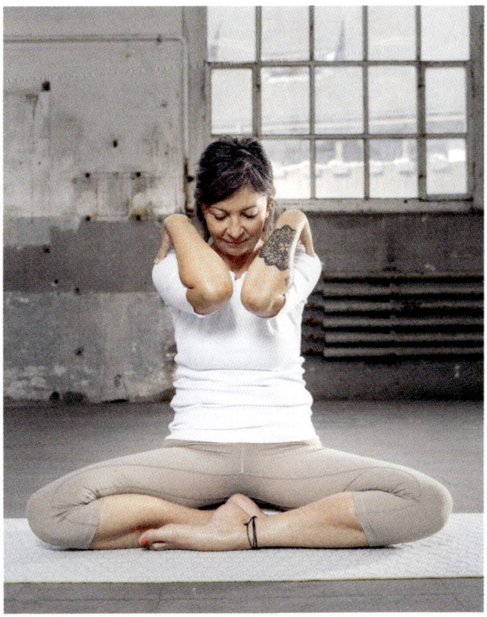

- Zum Abschluss kreist du mit den Schultern. Die Finger liegen auf den Schultern. Kreise die Ellbogen einige Male nach vorn, dann nach hinten.

+ Diese Übung kannst du auch sitzend auf einem Stuhl oder stehend ausführen.

✳ Mobilisation der Hände, der Ellbogen, der Schultern und der Wirbelsäule.

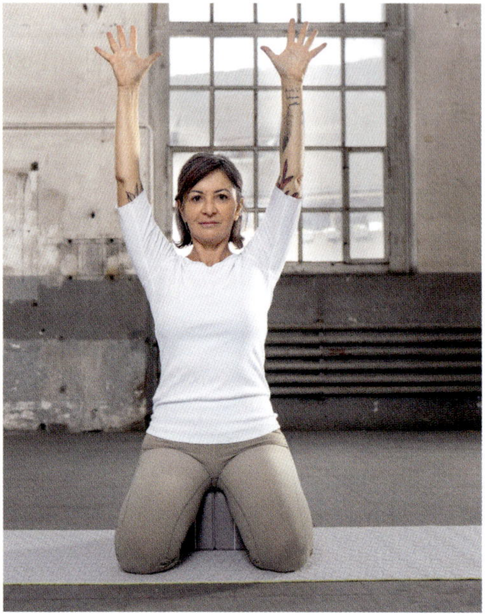
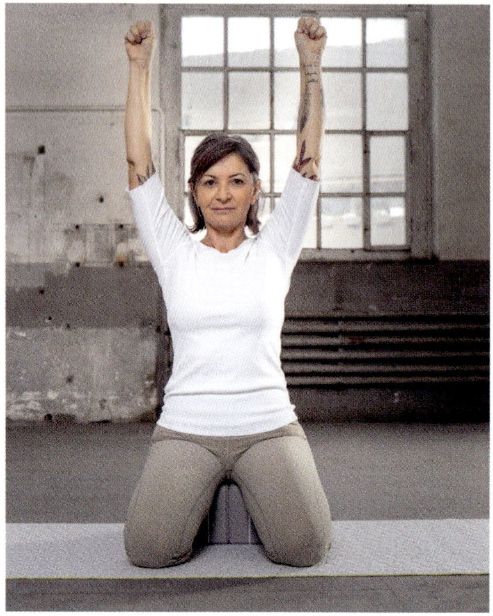

Finger mobilisieren

› Finde in einen aufrechten Fersensitz, sodass sich die Schultern senkrecht über dem Becken befinden, und strecke die Arme nach oben. Lass die Schultern dabei entspannt.

› Die Hände pumpen – balle sie mit Kraft zu Fäusten und strecke dann deine Finger explosiv und vollständig aus, immer im Wechsel.

› Wenn Arme und Hände anfangen zu brennen und zu ziehen, bleib dran, das geht vorbei.

+ Sollten die Schultern zu sehr schmerzen, beuge die Arme zwischendrin immer mal leicht an oder lege sie ab.

+ Diese Übung kannst du auch sitzend auf einem Stuhl oder stehend ausführen.

❋ Mobilisation der Hände und der Fingergelenke. Steigerung der Durchblutung. Verbesserung der Gleitfähigkeit der verschiedenen Gewebeschichten zueinander (u. a. der Fingersehnen in den Sehnenscheiden).

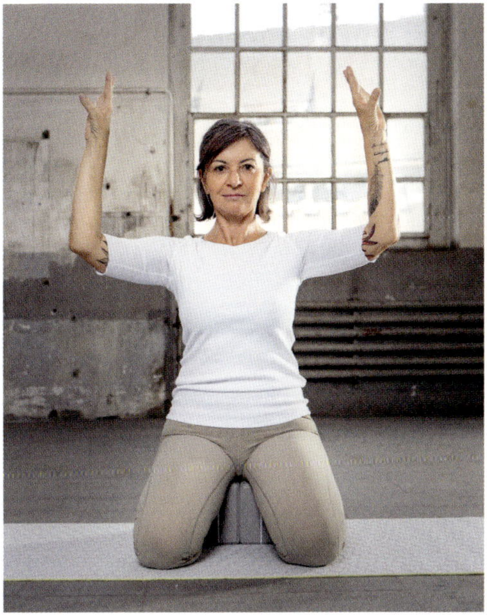

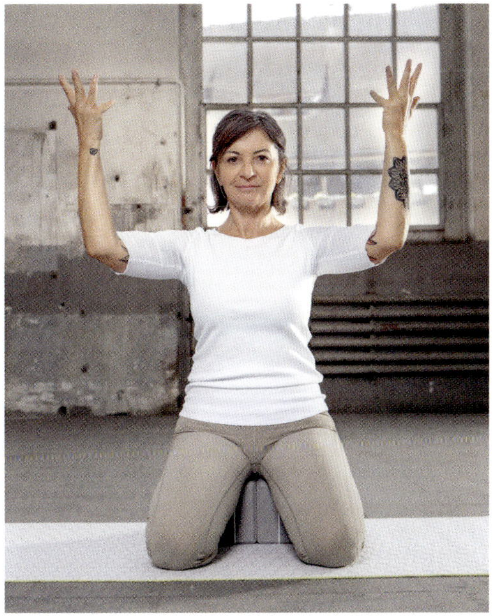

Glühbirne schrauben

› Sitz aufrecht im Fersensitz und richte die Schultern senkrecht über dem Becken aus. Bringe die Arme in die Kaktusposition. Deine Ellbogen befinden sich auf Schulterhöhe und sind um 90 Grad gebeugt. Die Schultern sowie die Hände sind entspannt und locker. Dreh die Hände aus den Handgelenken heraus hin und her, als ob du Glühbirnen ein- bzw. ausdrehst. Wenn Arme und Hände anfangen zu brennen und zu ziehen, bleib dran, das geht vorbei.

+ Sollten die Schmerzen zu stark werden, verändere den Winkel in den Ellbogen und im Schulterbereich.

+ Diese Übung kannst du auch sitzend auf einem Stuhl oder stehend ausführen.

✻ Mobilisation der Handgelenke. Steigerung der Durchblutung.

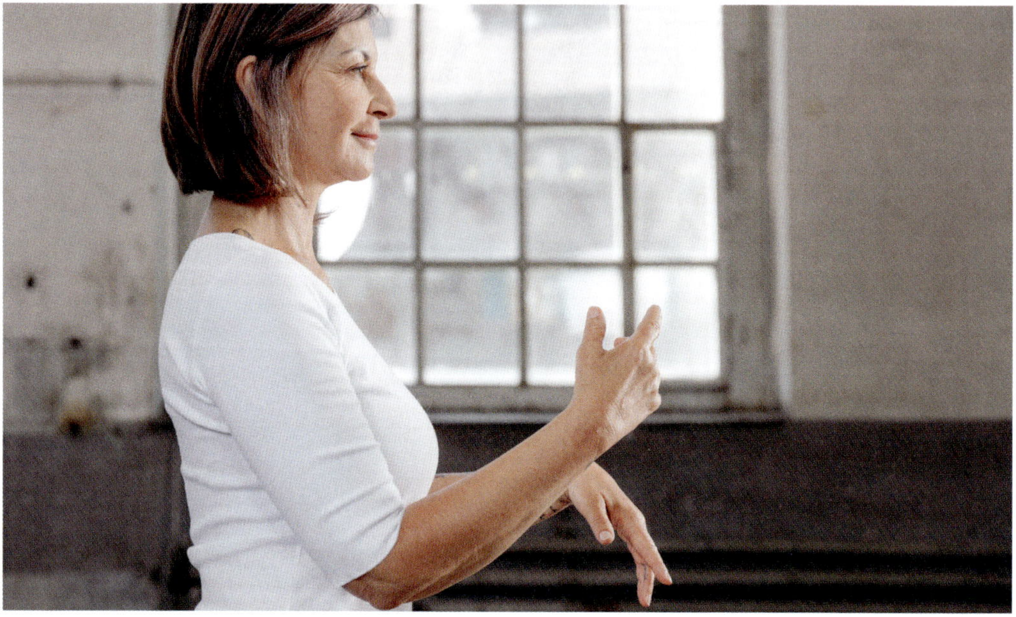

Hände ausschütteln

› Hebe die Hände ungefähr bis auf Herzhöhe. Die Ellbogen sind entspannt gebeugt, die Schultern locker. Schüttle die Hände sanft aus den Handgelenken heraus etwa eine Minute lang aus. Spüre nach.

+ *Diese Übung kannst du sitzend auf einem Stuhl oder stehend ausführen.*

✳ Lockerung und Mobilisation der Handgelenke. Aktivierung der Energieströme. Förderung der Durchblutung.

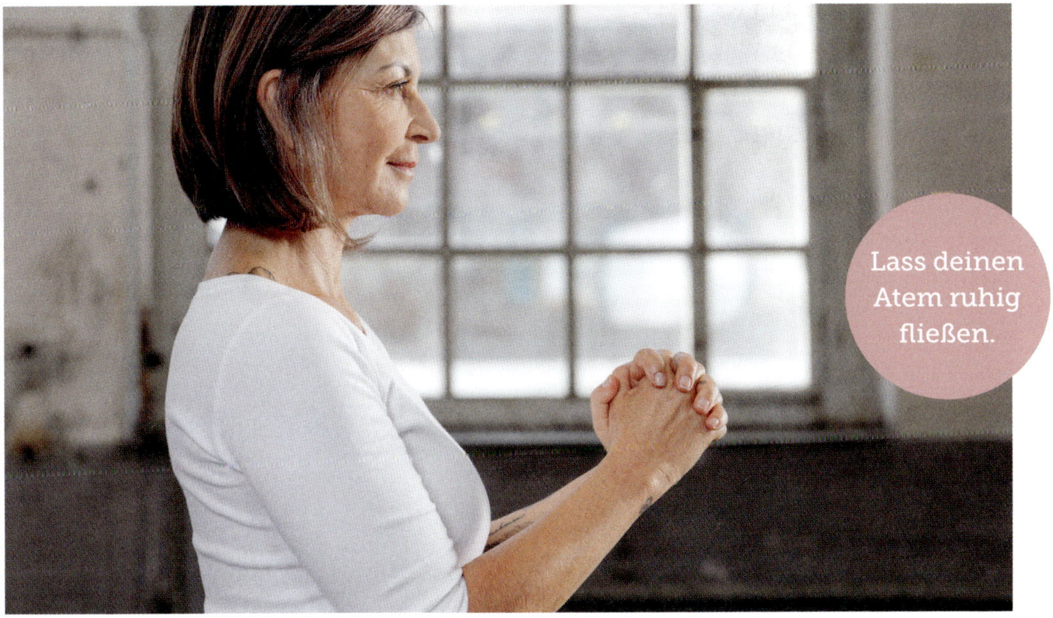

Handgelenke mobilisieren

› Komm in einen aufrechten Fersensitz, gerne mit Blöcken unter dem Gesäß. Falte die Hände vor dem Herzen und rotiere die Handkugel aus den Handgelenken heraus. Kreise erst in die eine Richtung, dann in die andere.

› Wechsle die Verlinkung der Finger so, dass alle Finger einen Zwischenraum weiter rutschen und nun der andere Daumen oben liegt. Kreise ebenfalls aus dem Handgelenk heraus in beide Richtungen.

+ *Diese Übung kannst du auch sitzend auf einem Stuhl oder stehend ausführen.*

✳ Mobilisation der Handgelenke.

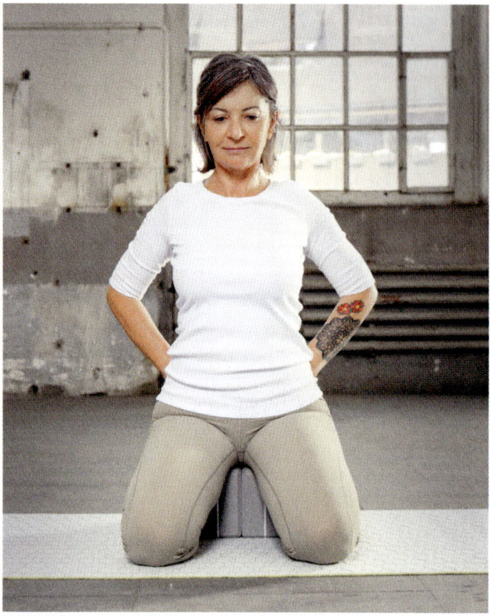

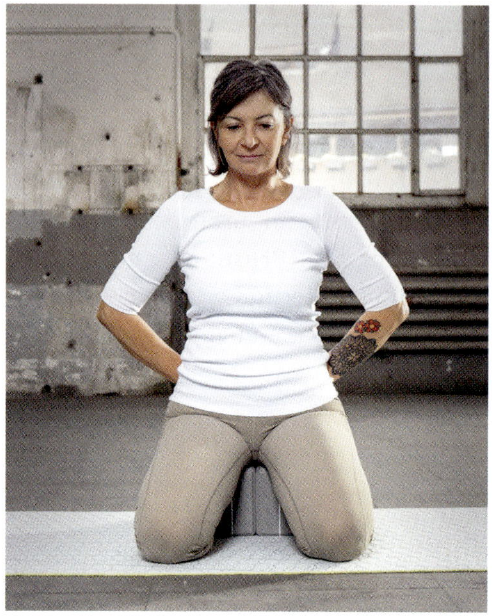

Schultern befreien

› Komm in den aufrechten Fersensitz, die Schultern befinden sich senkrecht über dem Becken. Lege die Handrücken auf dein Gesäß. Deine Finger sind gefächert, die Daumen bilden den oberen Abschluss am Beckenkamm und zusammen mit den Zeigefingern ein Dreieck.

› Kreise die Schultern zuerst ein paarmal nach vorn und übe dabei mit dem Handrücken leichten Druck auf den Beckenkamm aus. Dann kreise die Schultern rückwärts, ebenfalls mit Druck der Hände auf den Beckenkamm.

+ *Diese Übung kannst du auch sitzend auf einem Stuhl oder stehend ausführen.*

✳ Mobilisation der Schultern. Lösen von Verklebungen in der Schulterrotatorenmanschette.

Programm 2: Myofasziales Dehnen

Durch die typische Sitz-Beuge-Haltung (= Fehlstellung) im Alltag verkleben die myofaszialen Strukturen der Arme und der Region von Brustkorb und Nacken. Ein sanftes, federndes Dehnen der myofaszialen Armlinien hat einen wohltuenden Effekt.

Dynamisches Dehnen der myofaszialen Armlinien

- Breite die Arme seitlich aus und beuge die Handgelenke so, dass die gestreckten Finger nach hinten zeigen. Federe einige Male und führe die gestreckten Arme dann etwas weiter nach oben. Finde immer wieder andere Positionen und neue Dehnimpulse, du wirst dabei eine Dehnung an verschiedenen Stellen entlang der myofaszialen Kette spüren.

- Neben einer Dehnung des Muskelbindegewebes erfahren die Nervenstränge, die aus dem Nervenplexus am seitlichen Hals austreten und unter dem Schlüsselbein durchgehen, durch das federnde Dehnen eine Mobilisation. Dadurch gleiten die verschiedenen Strukturen besser aneinander vorbei.

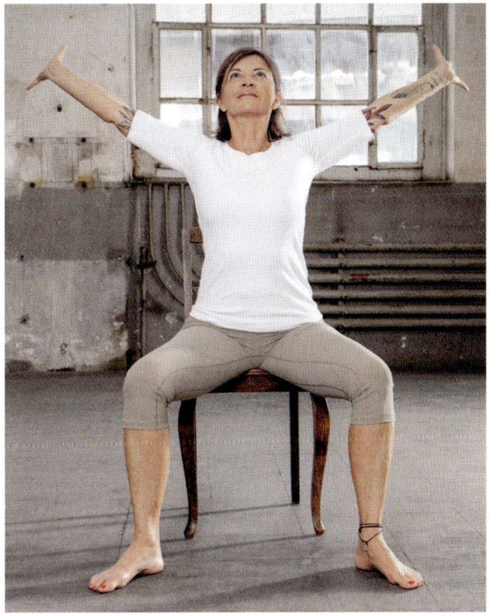

+ Als Variante kannst du die Übung stehend oder sitzend machen.

✳ Dehnung der myofaszialen Armlinien. Mobilisation der Nervenstränge. Aktivierung der Energieströme.

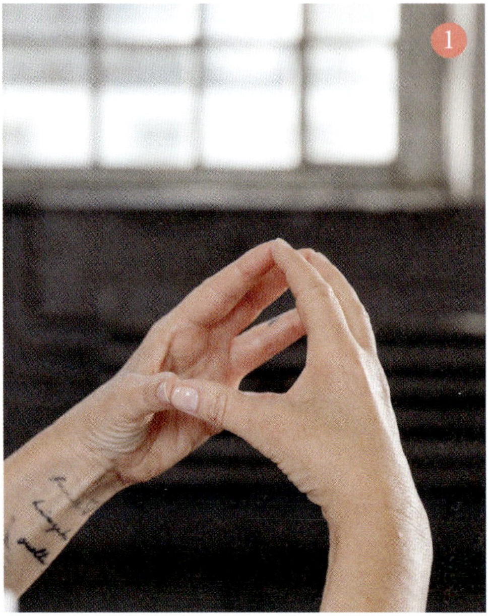

Hände und Finger dehnen

- Setze dich aufrecht in den Fersensitz, gerne auf Blöcke oder eine andere Erhöhung, z. B. einen Stuhl. Deine Schultern befinden sich senkrecht über dem Becken. Bringe die Hände vor dein Herz und lege die Fingerspitzen aneinander. Pulsiere ein paarmal mit den Händen, als ob du zwischen den Handflächen einen imaginären Ball immer wieder zusammendrückst. (Bild 1 und 2)

- Klappe deine Daumen nach innen. Pulsiere weiter und bringe sie dann wieder in die Streckung. (Bild 2 und 3)

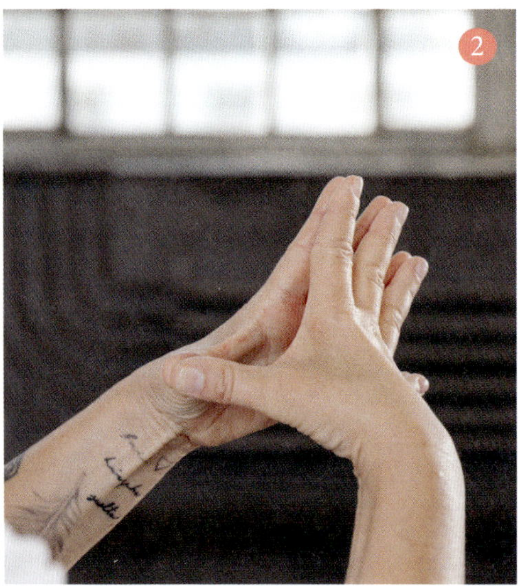

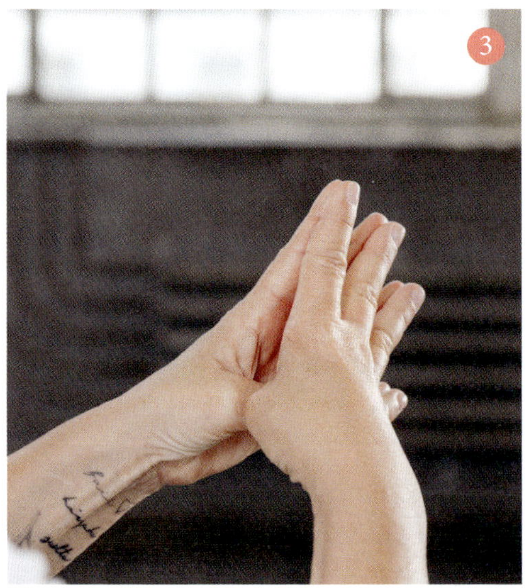

- Gehe nun die Finger einzeln durch. Klappe zuerst die Zeigefinger ein (Bild 4), dann die Mittelfinger (Bild 5), dann den Ringfinger (Bild 6) und zum Abschluss die kleinen Finger. Pulsiere bei jedem Fingerwechsel dreimal. Pulsiere – also drücke – jeweils in der Streckung und im eingeklappten Zustand. (Bild 4 bis 6)

+ *Diese Übung kannst du auch sitzend auf einem Stuhl oder stehend ausführen.*

✳ Dehnung der Finger. Mobilisation der Fingergelenke.

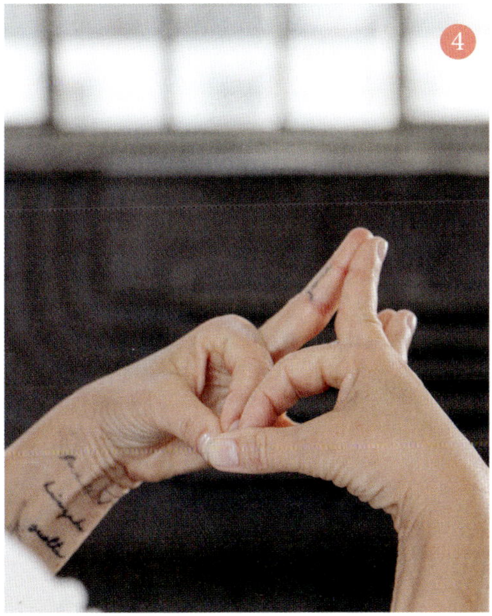

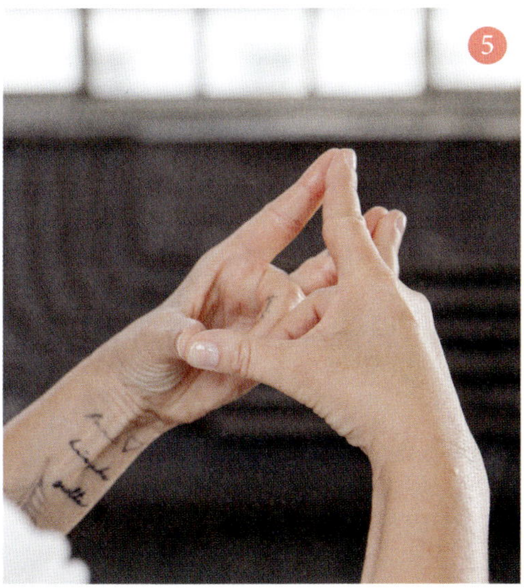

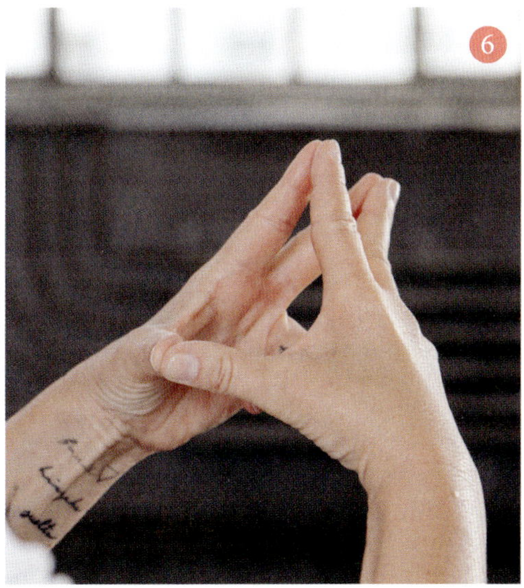

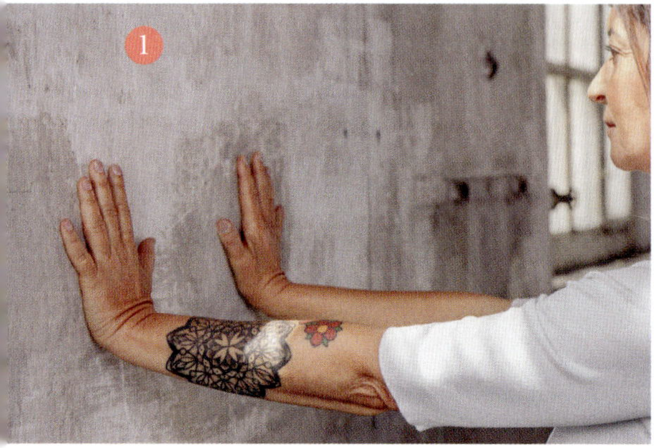

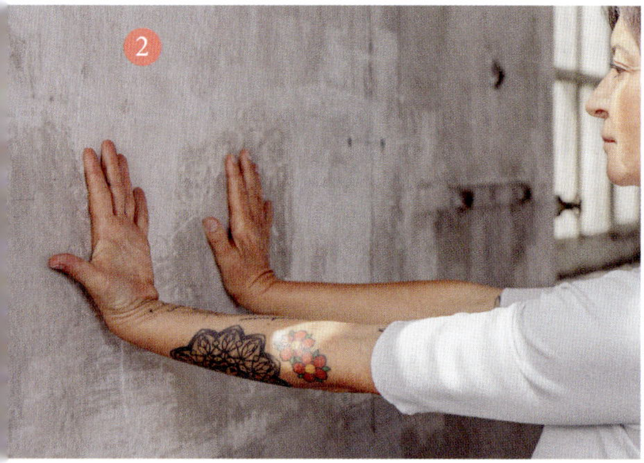

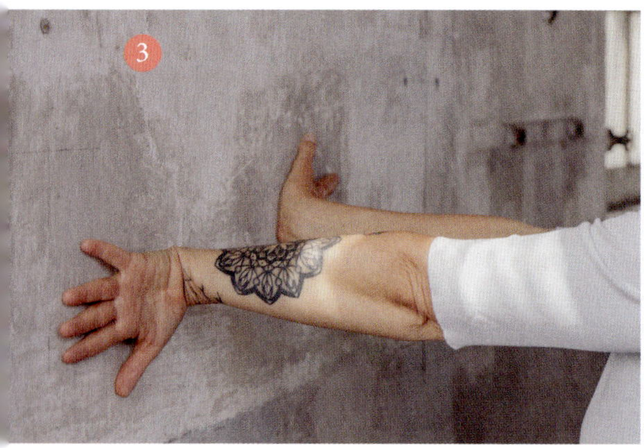

Handgelenke befreien

› Stelle dich vor eine Wand und setze deine Hände in Schulterhöhe auf (Bild 1). Aus dieser Position drehst du eine Hand komplett auf den Handrücken (Bild 2). Lege – soweit möglich – den Handrücken vollständig bis zum Handgelenk ab. Drehe die Hand dann wieder um und wechsle die Seite. Wiederhole das mehrere Male.

› Runde 1: Zuerst ist die Handstellung so, dass die Finger nach oben zeigen. (Bild 2)

› Runde 2: Jetzt drehst du die Hände und Finger nach außen. (Bild 3)

› Runde 3: Nun folgt die Positionierung der Hände nach innen, die Fingerspitzen zeigen zueinander. (Bild 4)

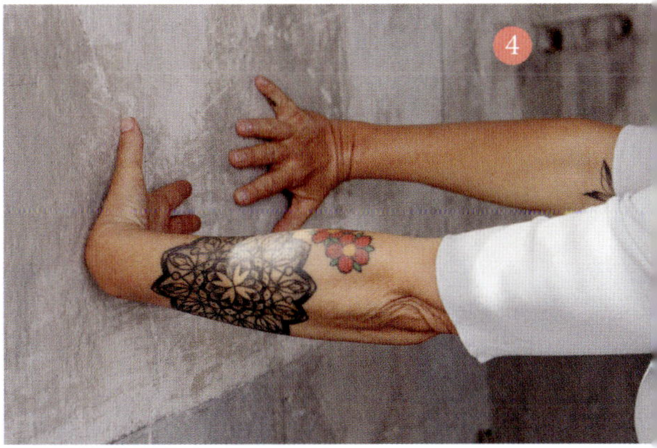

› Runde 4: Richte die Finger nach unten aus. Drehe dafür aus der Grundstellung heraus die Hände mit den Fingerspitzen über außen nach unten. Kannst du eine Dehnung an der Arminnenseite spüren? (Bild 5)

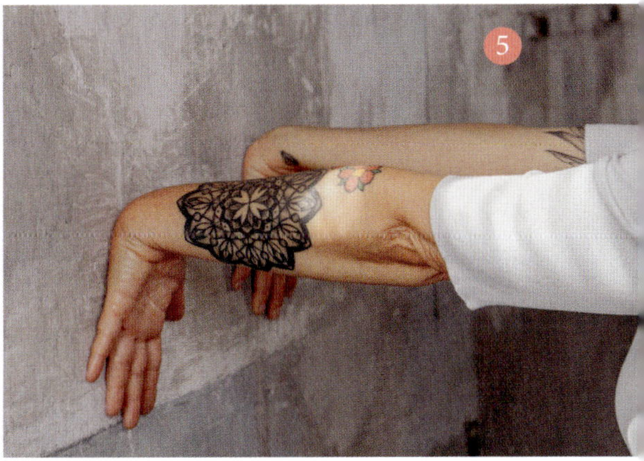

› Runde 5: Die Finger sind nach unten gedreht. Die Handballen bleiben an der Wand, während du mit dem kleinen Finger beginnend alle Finger einzeln nacheinander anhebst. (Bild 6)

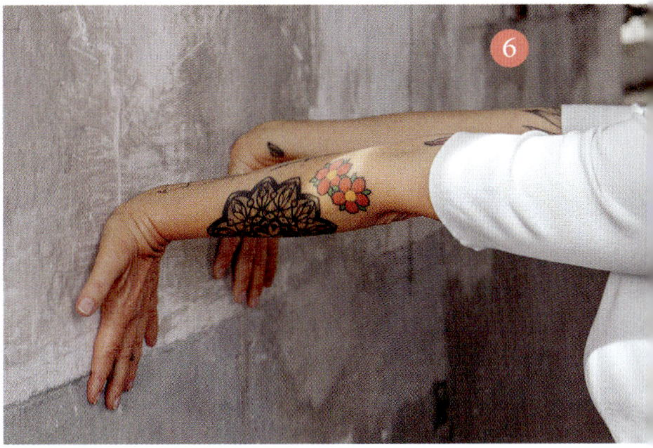

+ *Du kannst die Übung auch stehend an einem Tisch ausführen.*

✳ Mobilisation der Handgelenke und Dehnung der myofaszialen Armlinien, der Hände und der Unterarme. Diese Übung hilft dem Handgelenk, sein natürliches Bewegungsspektrum voll zu entfalten.

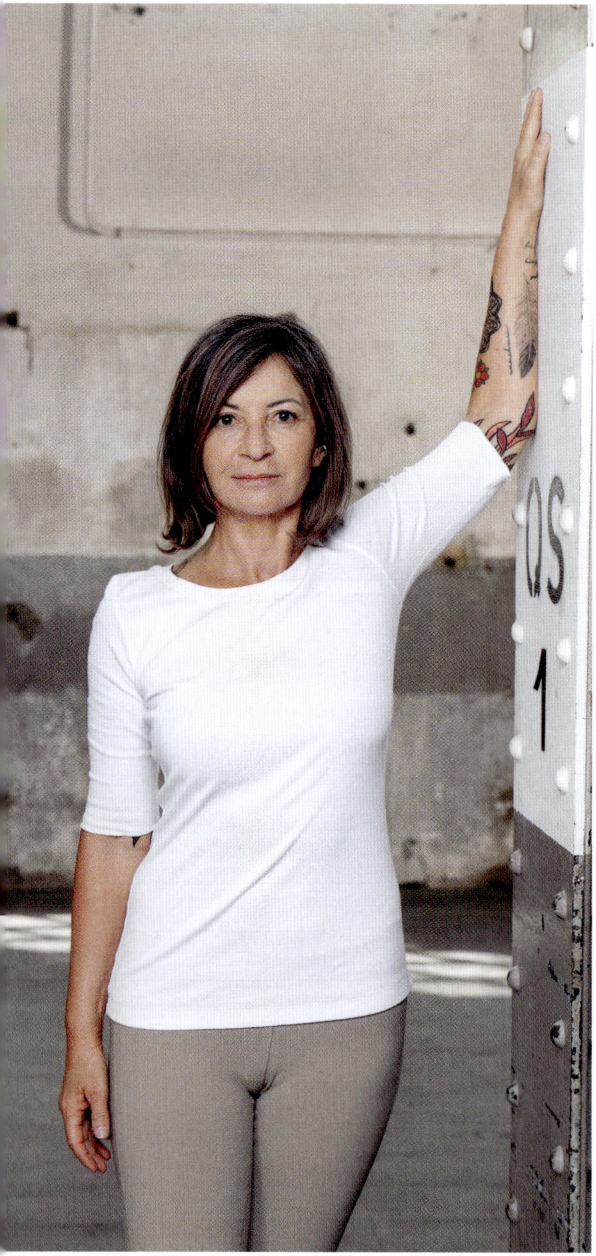

Dehnung der Brust, der vorderen Schulterregion und der myofaszialen vorderen Armlinien

› Stell dich mit der Körpervorderseite dicht an eine Wand, einen Türrahmen oder eine Säule und bring einen Arm in die erweiterte Kaktusposition – der Ellbogen ist etwas weiter oben als die Schulter, der Winkel im Ellbogengelenk etwas größer als 90 Grad.

› Dreh dich nun mit dem Körper von der Wand weg. Die Füße bewegen sich um etwa 90 Grad. Die Verbindung des gesamten Unterarms mit der Wand bleibt die ganze Zeit bestehen. Bleibe hier für einige tiefe Atemzüge und wechsle dann auf die andere Seite.

✳ Dehnung des kleinen Brustmuskels im vorderen Schulterbereich sowie der frontalen Armlinien und der Spirallinie.

Dehnung der hinteren Schulterregion und der myofaszialen hinteren Armlinien

› Begib dich in Bauchlage, hebe den Oberkörper etwas an und fädle den rechten Arm dicht am Oberkörper nach links ein. Der Oberkörper und die Schultern bleiben dabei nach vorn ausgerichtet. Drehe den rechten Arm so, dass die Handkante auf dem Boden liegt.

› Drücke nun den kleinen Finger und die Handkante deiner rechten Hand für etwa 15 Sekunden kraftvoll in den Boden und löse dann wieder. Sinke etwas tiefer in die Dehnung hinein und mache es ein weiteres Mal. Schiebe zusätzlich auch dein rechtes Handgelenk und deinen Ellbogen für 15 Sekunden in den Boden und löse dann wieder.

› Wiederhole ein drittes Mal mit folgender Variante: Während du deine Handkante kraftvoll in den Boden verankerst, lehnst du dich zusätzlich aktiv in dein rechtes Schulterblatt hinein, als ob du dich von deiner Hand wegziehen wolltest. Halte die Dehnspannung für 15 Sekunden, löse dann wieder und wiederhole in dieser Art ein weiteres Mal. Fädle den Arm behutsam aus, lege die Hände zu einem Kissen aufeinander, lege die Stirn oder das Kinn auf den Händen ab und spüre nach. Wiederhole dann auf der anderen Seite.

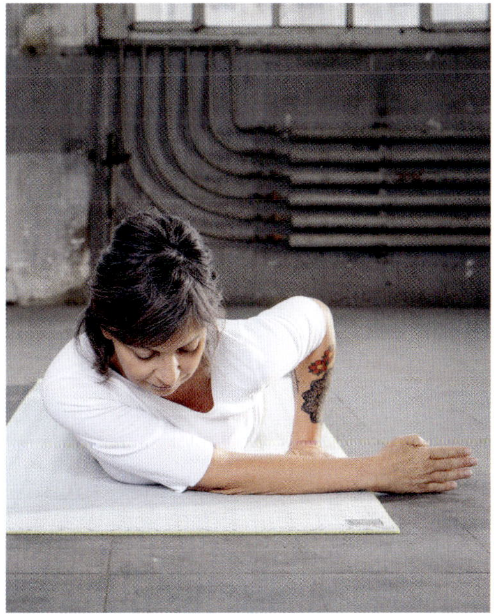

+ Diese Übung kannst du auch stehend an einer Wand ausführen.

✳ Dehnung der myofaszialen rückwärtigen Armlinie.

Programm 3: Myofasziales Lösen (inkl. Triggerpunktbehandlung)

Myofasziale Release-Techniken lösen Verklebungen zwischen den verschiedenen Gewebeschichten und fördern den Austausch von Gewebeflüssigkeit. Dadurch können Stoffwechselabbauprodukte besser abtransportiert und die Region besser mit Sauerstoff und Nährstoffen versorgt werden – alles Aspekte, die dafür sorgen, dass Entzündungen besser abheilen und Schmerzen gelindert werden. Die Geschmeidigkeit der faszialen Strukturen wird verbessert, und die Hände sind so für mannigfaltige Beschwerden weniger anfällig.

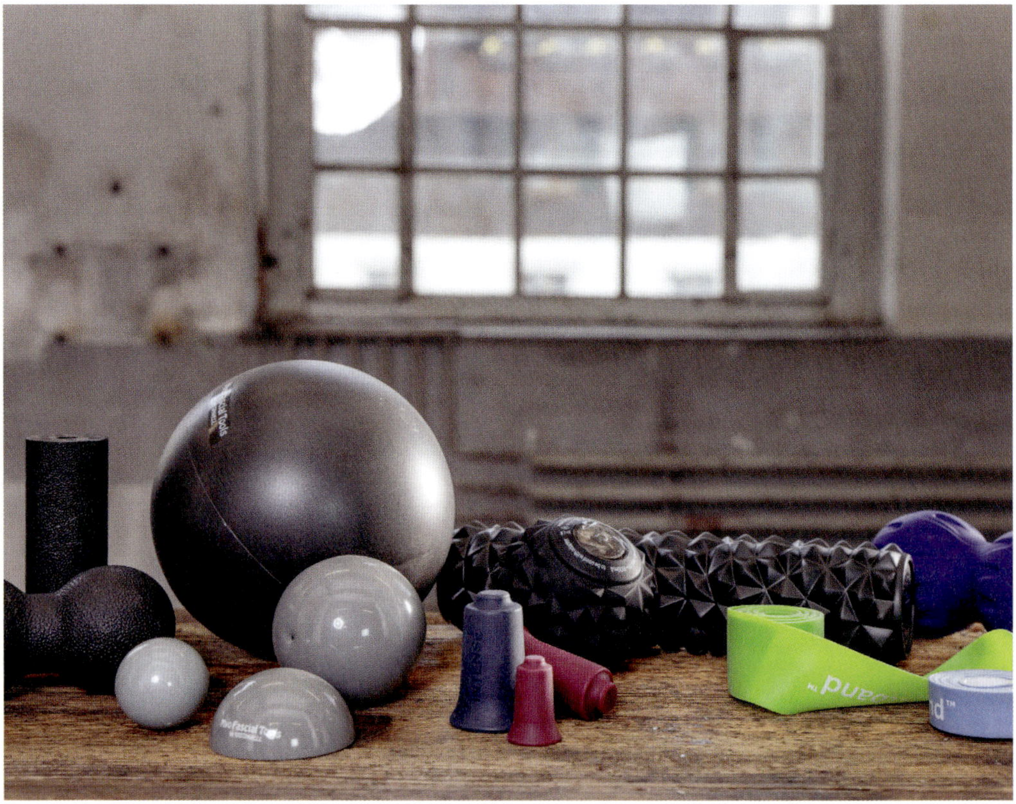

Hier ein paar wertvolle Tipps

Suche die entsprechende Region nach den druckempfindlichsten Punkten ab und finde so die schmerzhafteste Stelle.

Die Triggerpunktmassage ist äußerst schmerzhaft. Finde eine Intensität, die für dich gut tolerierbar ist. Pendle dich auf einer Schmerzskala von 0 bis 10 zwischen 5 und maximal 7 ein.

Bleibe innerlich ruhig. Lass dir Zeit.

Lass deinen Atem fließen. Betone das Ausatmen, das unterstützt das Loslassen.

Halte den Druck während etwa 5 bis 10 Atemzügen aufrecht. Versuche, dich in den Schmerz hinein zu entspannen, sinke immer mehr hinein.

Massiere alle zwei bis drei Tage, bis deine Schmerzen nachlassen oder ganz weg sind.

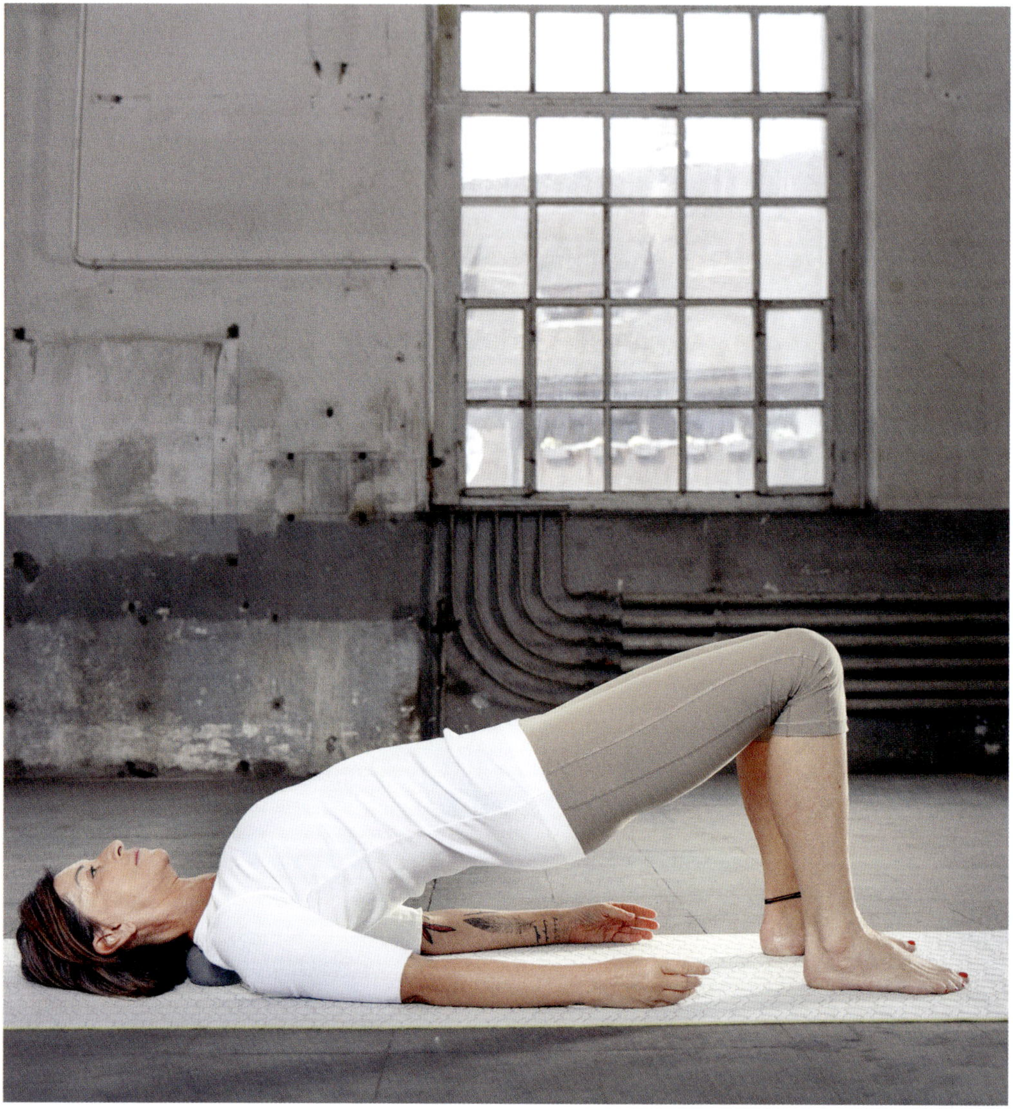

Triggerpunkte in der Nackenregion bearbeiten

Wenn diese Region verklebt ist, kann die durch die Verklebung entstandene Spannung die dort entlanglaufenden Nerven irritieren, sodass es zu Taubheit und Kribbeln in den Fingern kommt. Die Beschwerden können aber auch im ganzen Arm oder als Spannungskopfschmerzen auftreten.

› Lege dich auf den Rücken und stelle die Füße auf. Positioniere im oberen Schulterbereich, direkt in Verlängerung der Ohrläppchen rechts und links neben der Wirbelsäule, jeweils einen silbernen Faszien-Ball.

› Hebe das Gesäß und den Rücken an, sodass ein starker Druck auf die Triggerpunkte entsteht. Lass dir Zeit, um die richtige Stelle zu finden, und erhöhe achtsam den Druck. Wenn der Wohl-Schmerz nachlässt, verlagerst du deinen Körper etwas, sodass du mit einem anderen Winkel auf den Punkt triffst. Atme gelassen ein und aus und verweile 1–2 Minuten.

+ *Diese Übung kannst du auch stehend an einer Wand ausführen.*

+ Tipp: *Wenn du keine Myofaszial-Bälle hast, können dir zwei Tennisbälle für Kinder als Ersatz dienen.*

✻ Lösen von myofaszialen Verklebungen in der rückwärtigen Armfaszie. Entspannung der Triggerpunkte.

Die hintere Achselfalte mit dem Nüsschen ausrollen

› Komm in die Seitenlage. Das untere Bein ist entspannt gebeugt, das obere aufgestellt. Platziere den Ball seitlich unter deinem Brustkorb knapp oberhalb der BH-Linie. Verschränke die Finger am Hinterkopf und öffne die Ellbogen weit.

› Zum Einrichten und zur Entspannung zwischendurch kannst du den unteren Ellbogen am Boden ablegen, während der Übung wird er vom Boden abgehoben.

› Drehe den Oberkörper so weit auf, dass das Brustbein Richtung Decke zeigt. Der Ball wandert dabei automatisch von der Seite über den Rücken Richtung Schulterblattrand. Drehe dich von dort aus komplett ein, bis das Brustbein zur Matte zeigt und der Ball zur Vorderseite der Rippen kommt.

› Der Ball bewegt sich mit jeder Drehbewegung von der BH-Linie aus im Zickzack nach oben bis zur hinteren Achselfalte.

+ Als Variante kannst du einen großen Myo-Ball nehmen. Der ist etwas weicher.

+ Als Variante kannst du den seitlichen Brustraum an der Wand ausrollen.

+ Als Variante kannst du hierfür ein Faszien-Tool (kleine Rolle oder Nüsschen) mit Vibrationsmodus einsetzen.

+ Tipp: *Du kannst auch einen Tennisball für Kinder, einen Gymnastikball oder eine auf ca. 30 cm zurechtgeschnittene Poolnudel verwenden.*

✳ Lösen von myofaszialen Verklebungen entlang der Laterallinie, genau im oberen Teil des Latissimus und der Rotatoren der Schulterblätter.

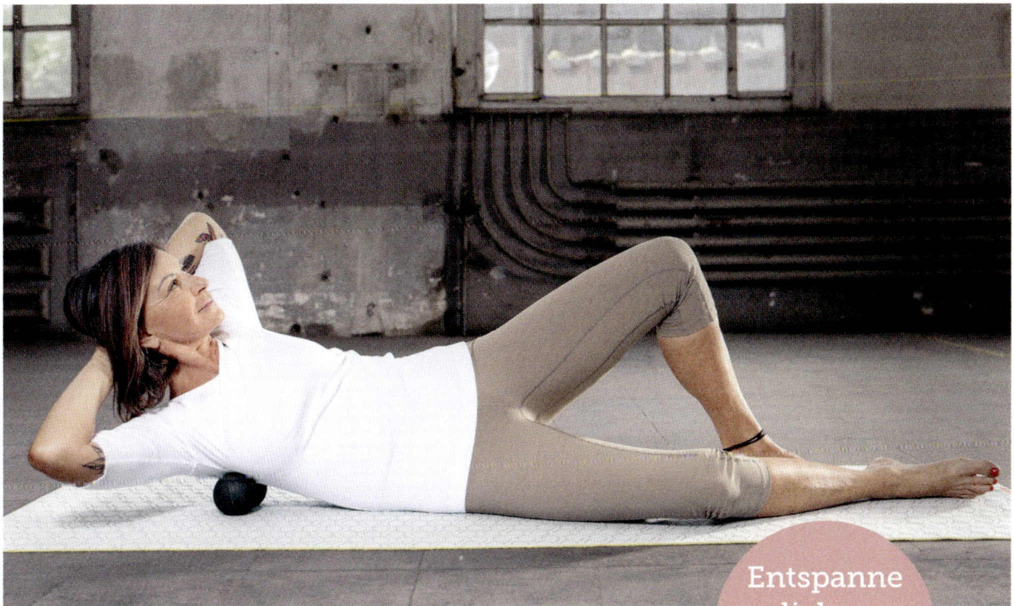

Entspanne dich so gut wie möglich.

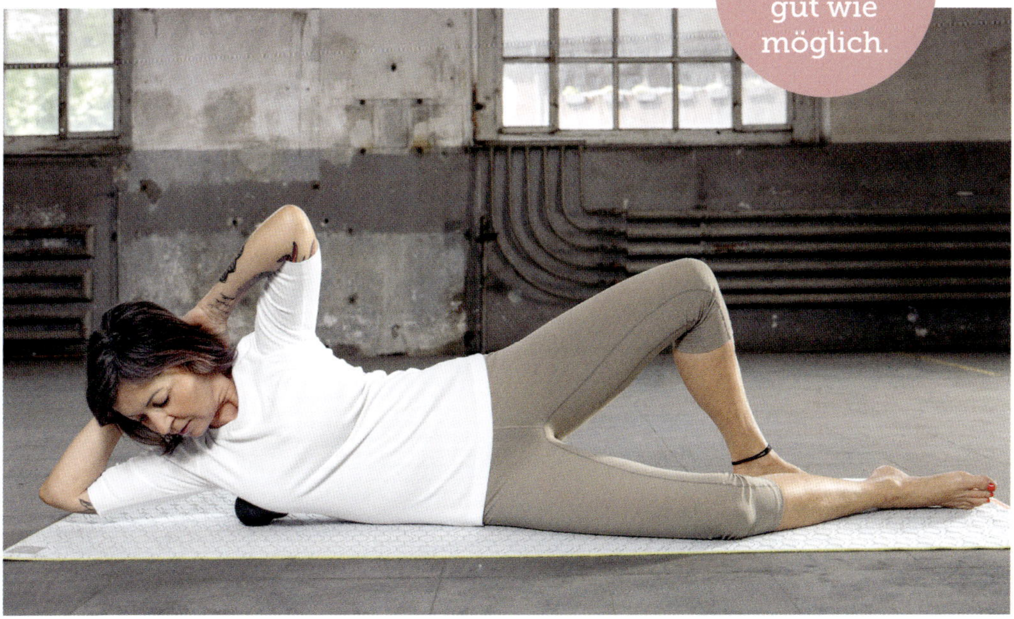

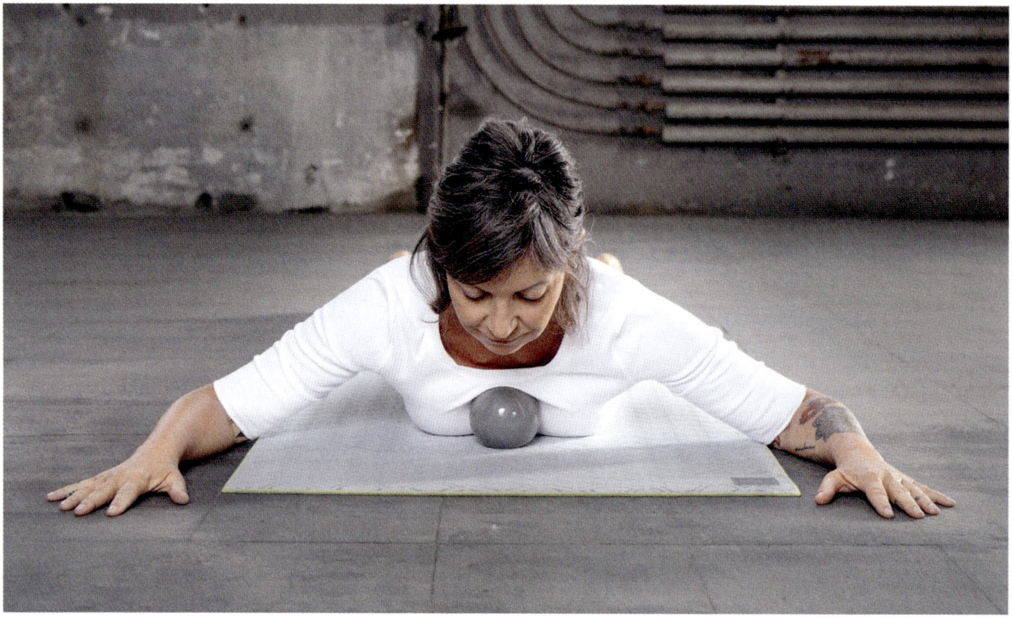

Den kleinen Brustmuskel mit dem silbernen Ball ausrollen

- Leg dich auf den Bauch und platziere den Ball unter das Sterno-Clavicular-Gelenk, das sich unterhalb deiner Halsgrube befindet. Winkle die Arme in einer spannungsfreien Kaktusposition an und richte den Kopf so aus, dass es dem Nacken wohltut.
- Sinke in den Ball hinein und löse wieder. Lass deinen Atem fließen. Beginne nach einigen Wiederholungen den Bereich unterhalb des Schlüsselbeins Stück für Stück bis zur rechten Schulter hin auszurollen. Sollte eine Stelle etwas mehr Aufmerksamkeit benötigen, dann verweile dort länger.

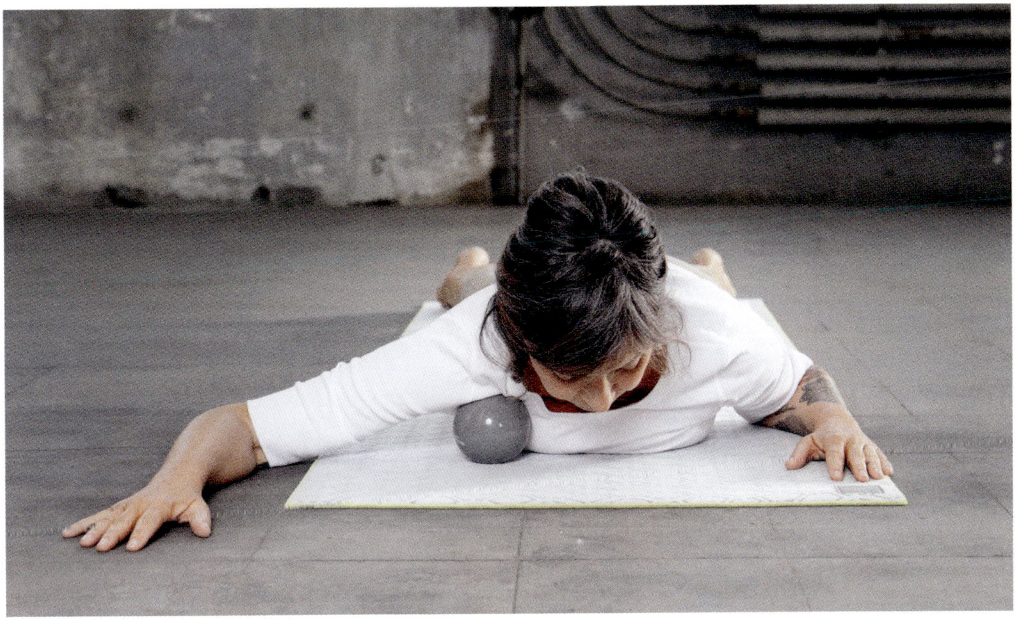

- Wenn du in der Kuhle zwischen Schlüsselbein, Schulter und Oberarm angekommen bist, mach dich auf die Suche nach Verklebungen und massiere diese Region kreisförmig aus. Um den Druck zu verstärken, kannst du dich leicht auf die rechte Seite drehen. Dafür platzierst du die linke Hand in Höhe der Rippen und drückst sie in die Matte. Steuere die Bewegung über den Druck auf die linke Hand und drehe dabei den Oberkörper leicht seitlich ein.

- Verweile für einige Atemzüge an Stellen, die besonders verklebt sind. Hineinschmelzen und loslassen. Lege dann den Ball zur Seite und spüre einen Moment nach, bevor du mit der anderen Seite beginnst.

+ *Diese Übung kannst du auch stehend an einer Wand ausführen.*

+ *Als Variante kannst du einen Faszien-Ball mit Vibrationsmodus einsetzen.*

+ Tipp: *Probiere diese Übung mit einem weichen Tennisball für Kinder aus.*

✻ Lösen von myofaszialen Verklebungen im Brust- und Schulterbereich und der Frontallinie.

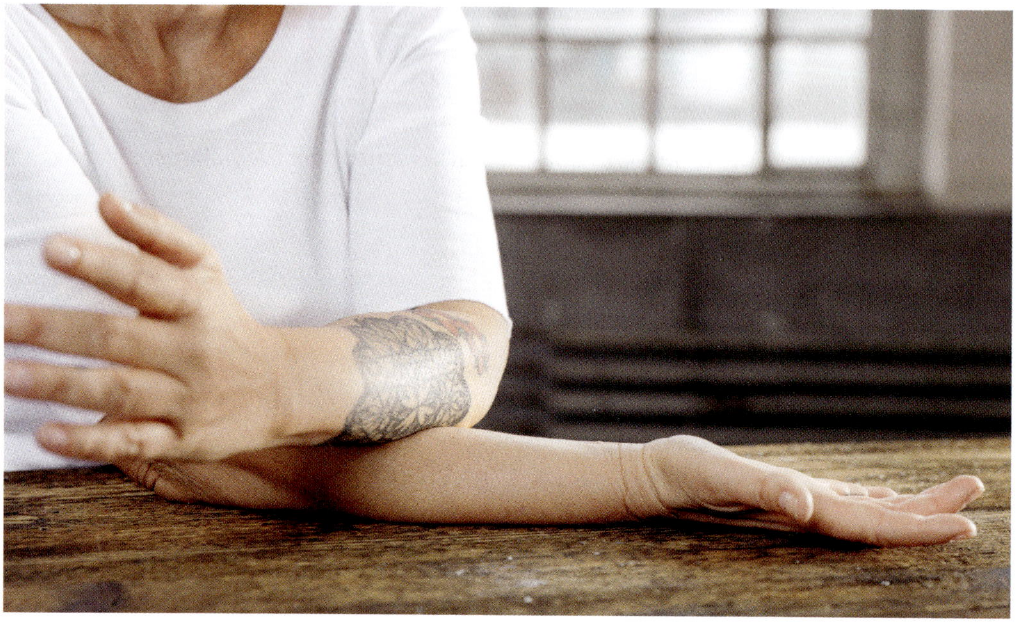

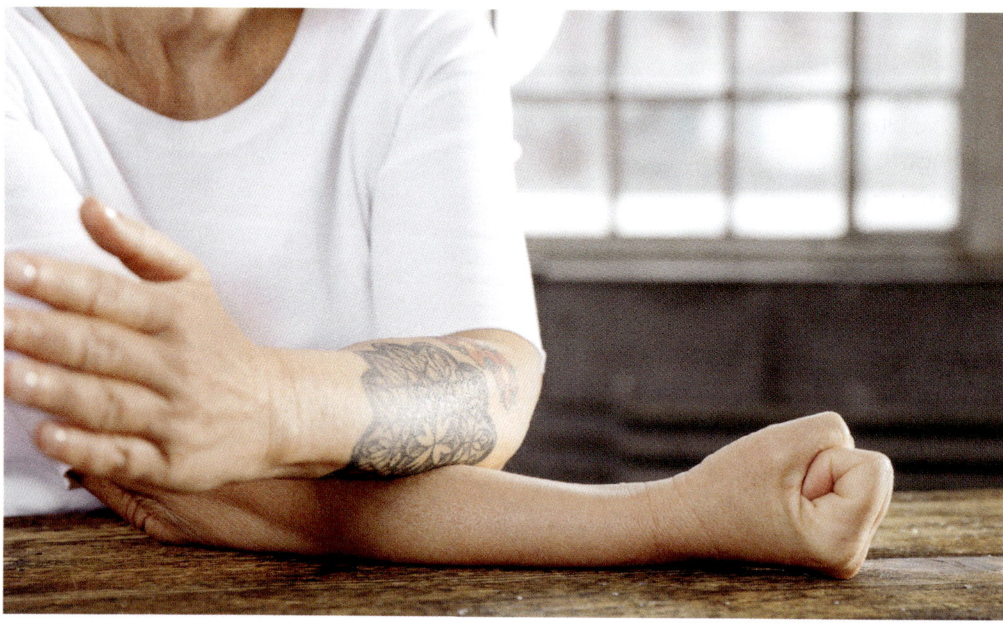

Triggerpunkte an der Innenseite des Unterarms lösen

Myofasziale Verklebungen der verschiedenen Fingerbeugermuskeln können zu Handgelenkschmerzen und einem Pseudo-Karpaltunnelsyndrom führen.

- Lege einen Unterarm auf dem Tisch ab. Die Arminnenseite ist dabei nach oben ausgerichtet. Drücke mit dem anderen Unterarm auf die Arminnenseite unterhalb der Ellenbeuge. Sinke ins Gewebe, verstärke den Druck mit jedem Atemzug und verweile etwa 20–30 Sekunden. Während du ins Gewebe schmilzt, kannst du die Hand des unteren Armes zur Faust schließen und wieder weit öffnen oder mit dem aktiven Unterarm (also dem, der drückt) eine ganz langsame »sägende« Bewegung quer zum liegenden Unterarm machen.

- Wiederhole dies noch zweimal an anderen Stellen des Unterarmes – in der Mitte und etwa 4 cm vor dem Handgelenk. Schüttle nach der Übung den bearbeiteten Arm ganz locker aus, lass ihn hängen und spüre nach.

* Lösen von myofaszialen Verklebungen der Fingerbeuger im Unterarm. Verbesserung der Gleitfähigkeit der verschiedenen Gewebeschichten zueinander. Verbesserung der Durchblutung. Aktivierung der Energieströme.

Verklebtes Gewebe verursacht Schmerzen, bleib dran, durch das Üben wird es besser.

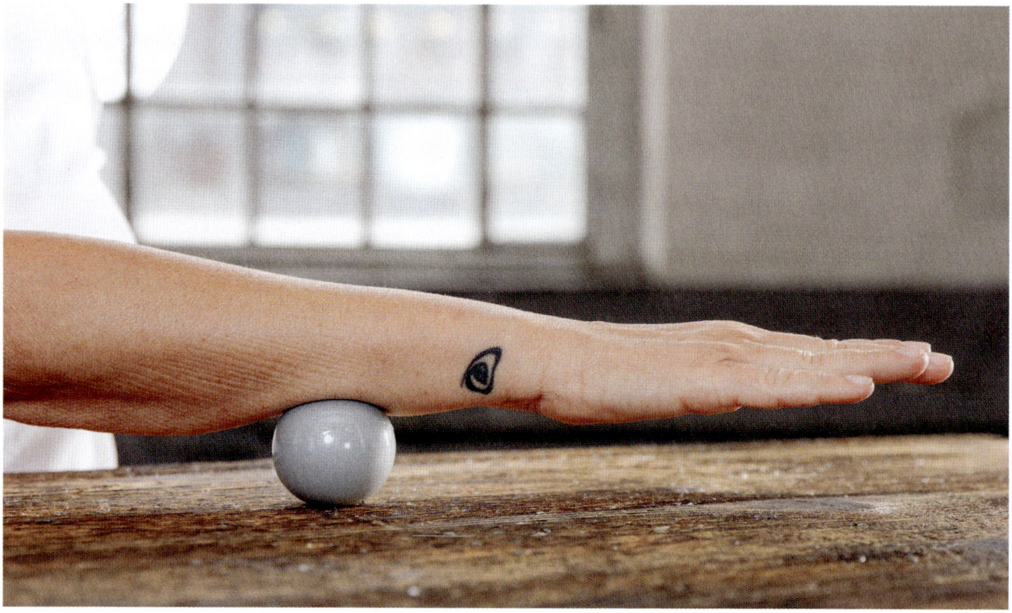

Unterarmfaszie innen ausrollen

› Lege einen Arm auf den Tisch, sodass die flache Hand zur Tischplatte zeigt. Platziere eine Minirolle oder einen kleinen Ball beim Handballen, oberhalb des Handgelenks. Mit dem Ball lassen sich die Triggerpunkte noch besser ausfindig machen. Behalte die Schulter dabei entspannt.

› Rolle den kompletten Unterarm äußerst langsam, also wie in Zeitlupe, bis zum Ellbogen aus. Wähle einen angemessenen Druck. Auf der Schmerzskala von 0 bis 10 maximal bis 7. Drehe während der Übung auch immer mal die Hand und beobachte, was passiert.

+ Tipp: *Statt einer Minirolle kannst du auch einen dicken Filzstift (Marker) verwenden oder eine kurz geschnittene Poolnudel, statt des kleinen Balls einen Flummi in Golfballgröße.*

+ Um die Übung zu verstärken, beschwerst du den Übungsarm mit deinem anderen Unterarm.

✻ Lösen von myofaszialen Verspannungen an der Arminnenseite.

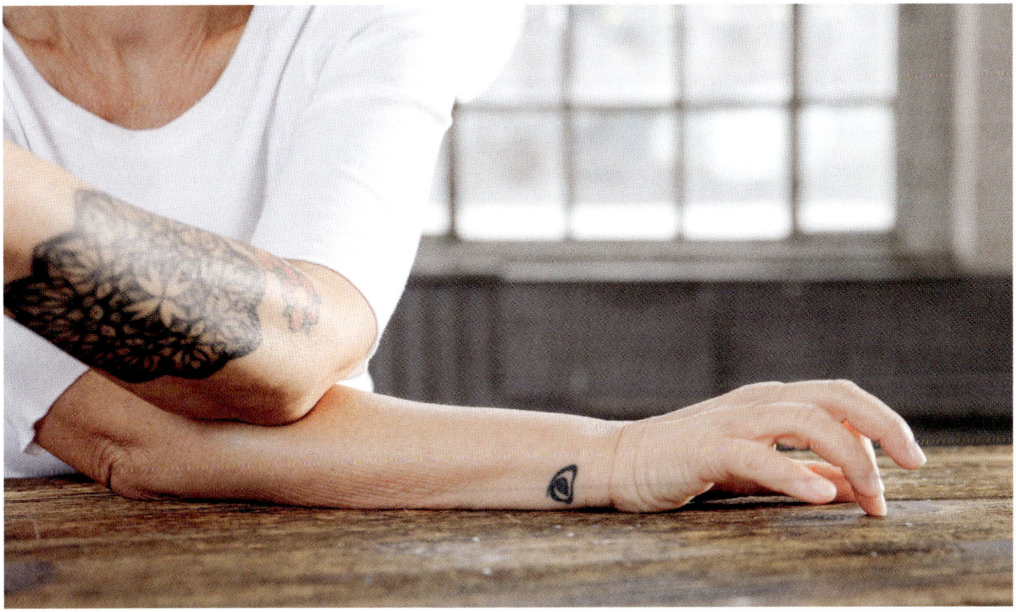

Triggerpunkte an der Außenseite des Unterarms lösen

Ursache des sogenannten »Tennisellbogens« sind oft Verklebungen einiger der Fingerstrecker, was eine Pseudo-Muskelschwäche entstehen lassen kann, sodass beim Händedruck Schmerzen entstehen.

› Lege einen Unterarm mit der Rückseite nach oben auf dem Tisch ab. Mache eine Faust und löse sie wieder oder bewege die Finger wie beim Klavierspielen. An der Außenseite des Unterarms, etwas unterhalb des Ellbogens, wirst du Muskeln sehen, die sich bewegen. Drücke nun mit der Ellbogenspitze des anderen Arms dort hinein. Finde einen passenden Winkel im Ellbogen selbst und für den Druckpunkt der Ellbogenspitze und bearbeite die Stelle mit angemessener Intensität.

› Lass dir Zeit, die richtige Stelle zu finden, und wechsle immer wieder etwas den Eintrittswinkel.

+ Tipp: *Anstelle der Ellbogenspitze kannst du einen dicken Textmarker verwenden.*

✳ Lösen von myofaszialen Verklebungen der Fingerstrecker im Unterarm. Verbesserung der Gleitfähigkeit der Gewebeschichten. Verbesserung der Durchblutung. Aktivierung der Energieströme.

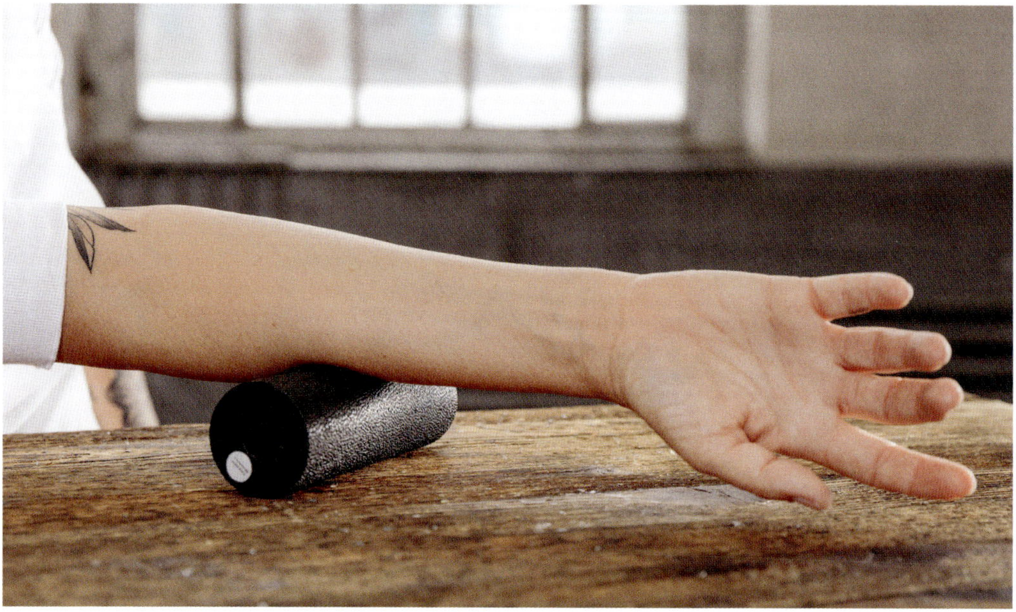

Unterarmfaszie außen ausrollen

› Lege einen Arm auf den Tisch, sodass die obere Seite des Arms zur Tischplatte zeigt. Positioniere eine Minirolle unterhalb des Handgelenks und rolle in Zeitlupe und mit angemessenem Druck über das Gewebe bis zum Ellbogen.

› Schüttle den bearbeiteten Arm aus und spüre nach, bevor du die Seite wechselst.

+ Tipp: *Statt einer Minirolle kannst du für diese Übung auch einen dicken Filzstift (Marker) verwenden oder eine gekürzte Poolnudel.*

✻ Lösen von myofaszialen Verklebungen der Armaußenseite.

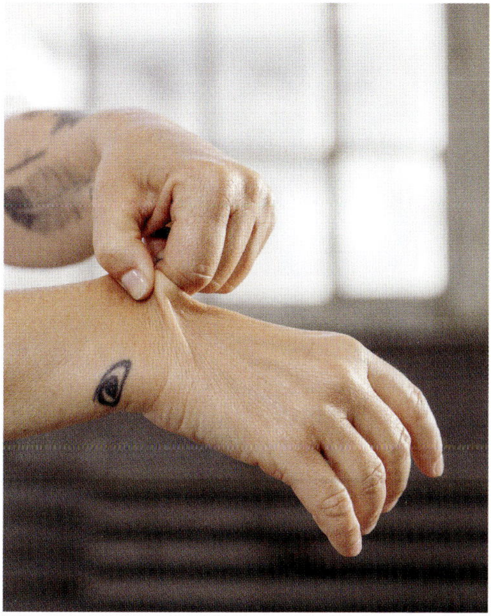

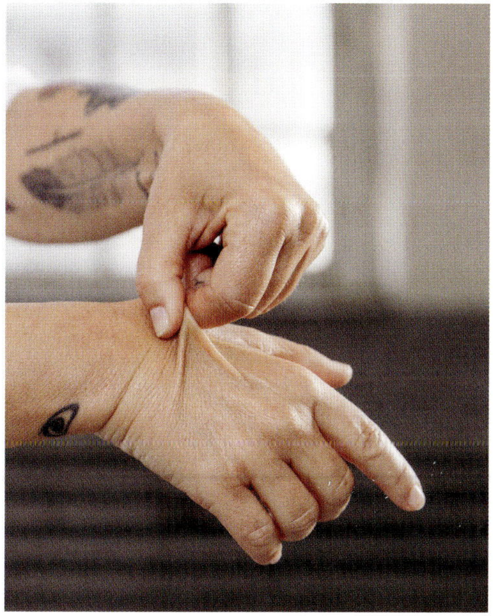

Verklebungen lösen mit Zupfen

› Ziehe mit spitzen Fingern die Haut am Rücken der anderen Hand hoch. Schüttle diese Hautfalte aus und drehe sie ein. Dann nimm das nächste Stück Haut, bis der ganze Handrücken gelockert wurde. Gehe beim Zupfen auch um das Handgelenk herum.

✳ Lösen von myofaszialen Verklebungen. Schaffen von Raum.

Geheimtipp, um blockierte Handgelenke beweglich zu machen.

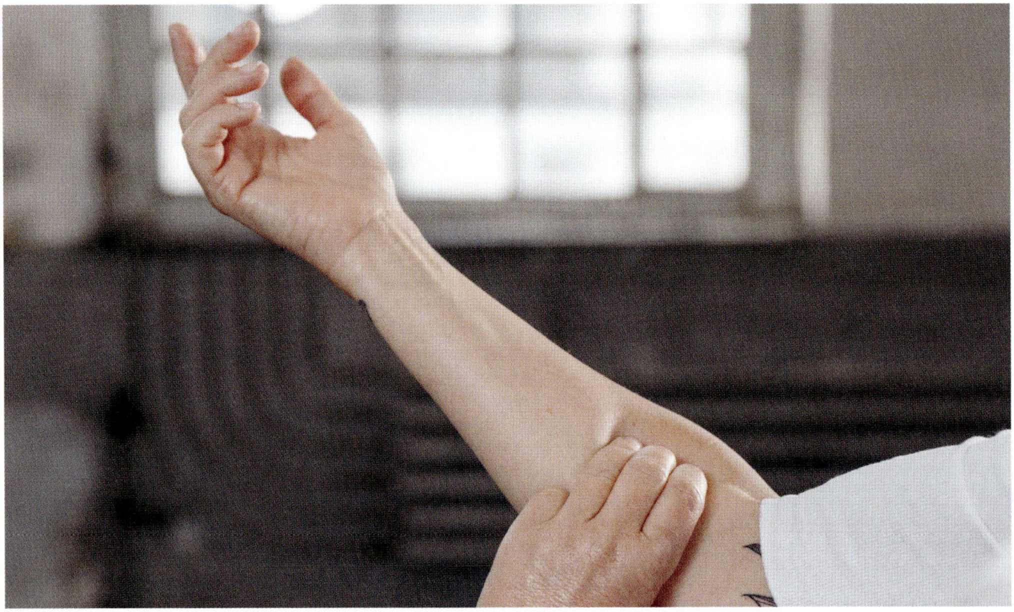

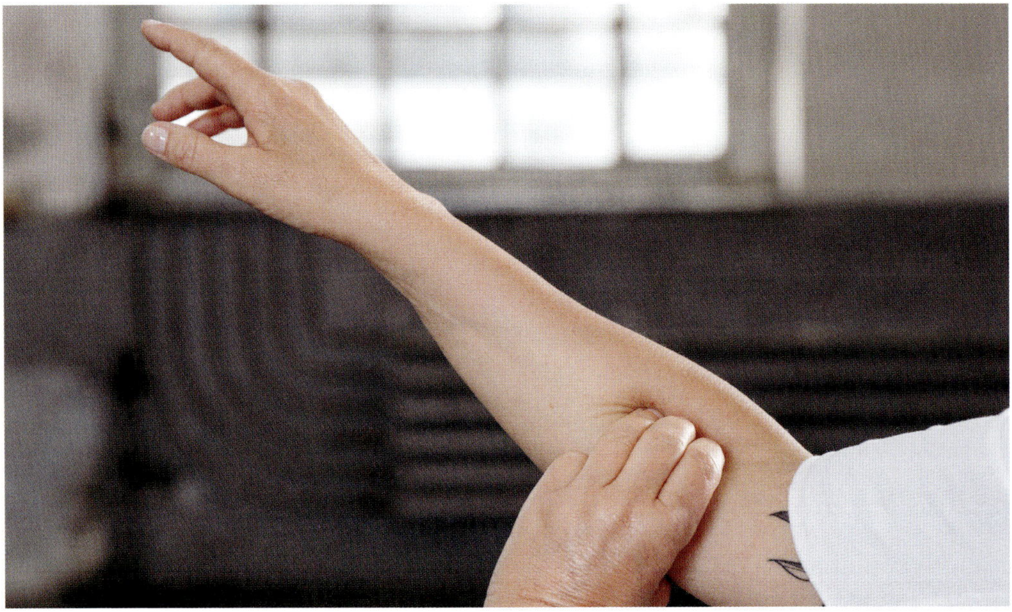

Lösen von Spannungen im Unterarm

Wenn du Schmerzen beim Drehen im Handgelenk hast (z. B. beim Drehen des Schlüssels), hilft es, den Pronator teres zu lösen. Ist er verspannt und entsteht ein Triggerpunkt, kann dieser verantwortlich für Schmerzen an der Innenseite des Handgelenks sein und ein Pseudo-Karpaltunnelsyndrom auslösen.

› Um den Pronator teres zu lösen, drückst du entweder mit dem Daumen oder zwei, drei Fingern der anderen Hand etwas unterhalb deiner Ellenbeuge auf die Innenseite des Unterarms. Erhöhe langsam den Druck und drehe den Unterarm dabei ein und aus, sodass deine Handfläche mal nach unten und mal nach oben zeigt. Jedes Mal, wenn die Handfläche nach unten zeigt, spannt sich der Pronator teres an.

› Wiederhole diese Bewegung etwa zehnmal, während du kreisförmig sanften Druck auf den Muskel ausübst. Suche dann eine andere Stelle im Muskel, die schmerzt, und wiederhole die Übung.

+ Tipp: *Um deine Finger zu entlasten, kannst du auch einen dicken Textmarker verwenden.*

❋ Lösen von Verspannungen im Unterarm. Entspannung der Triggerpunkte.

Schmerzen beim Greifen

Zwei Muskeln sind für Greifbewegungen wichtig: der Adductor pollicis (Abbildung S. 55) und der Opponens pollicis (Abbildung S. 54). Wenn du Schmerzen beim Greifen hast, kann es sein, dass der Opponens pollicis verspannt ist und zu starken Zug auf das Handgelenk ausübt. Ihn und seinen Kollegen, den Adductor, zu lösen kann enorm hilfreich sein. Wenn deine Finger zu stark schmerzen, ist es ratsam, die Übungen auf der nächsten Seite mit einem dicken Stift zu machen oder sie von jemand anderem machen zu lassen.

Myofasziale Verklebungen in den Händen lösen – Opponens pollicis

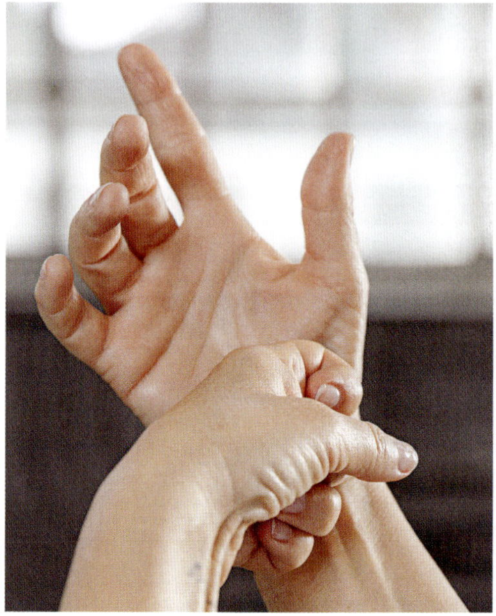

› Den Opponens pollicis lokalisierst du, indem du Daumen und kleinen Finger zusammenführst und wiederholt drückst. Taste mit einem Finger der anderen Hand die Stelle beim Daumenballen ab. Dort, wo sich die Stelle anspannt, findest du den Muskel, um den es jetzt geht. Massiere die Stelle mit dem Knöchel deines Zeigefingers.

+ Tipp: *Um deinen Finger zu schonen, kannst du das untere Ende eines dicken Filzstifts (Marker) verwenden.*

✻ Lösen von Verspannungen im Handballen und um das Daumengrundgelenk.

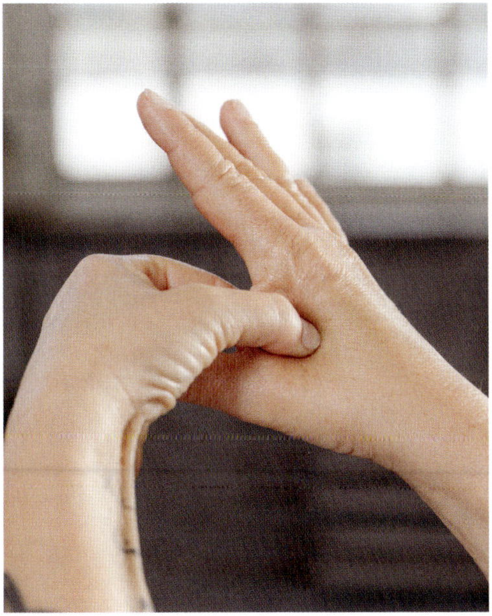

Myofasziale Verklebungen in den Händen lösen – Adductor pollicis

› Den Adductor pollicis lokalisierst du, indem du mit dem Pinzettengriff zwischen Zeigefinger und Daumen drückst. Massiere die Region und mache dich auf die Suche nach schmerzenden Stellen.

✳ Lösen von Verspannungen um das Daumengrundgelenk.

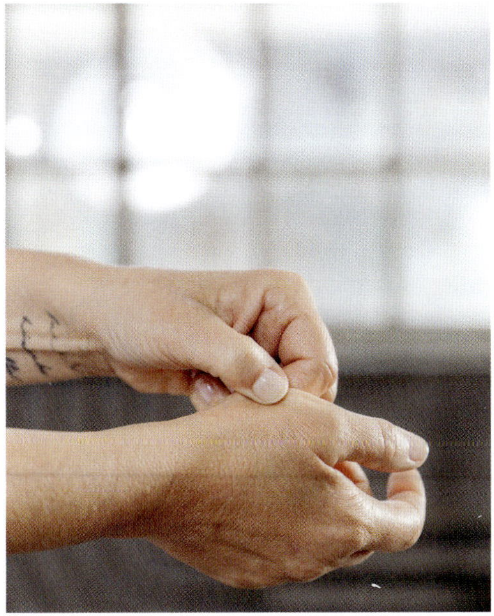

Das Gewebe um den Daumen herum zupfen

› Greife die Haut beim Daumenballen und hebe sie ab. Schüttle diese Hautfalte aus und drehe sie ein. Dann nimm das nächste Stück Haut, bis die ganze Region des Daumens gelockert ist.

✳ Lösen von myofaszialen Verklebungen. Schaffen von Raum.

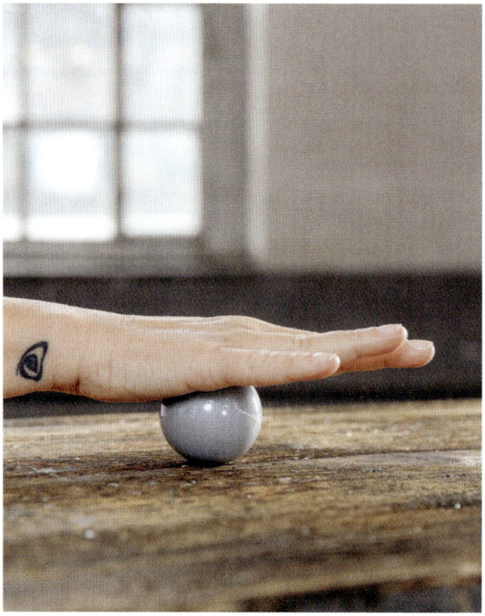

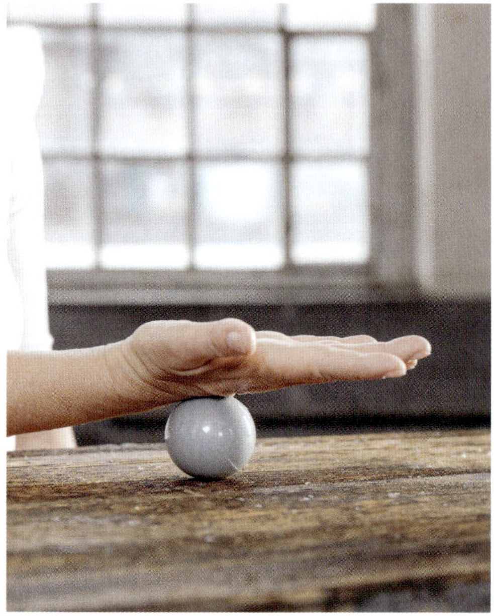

Fächerförmiges Ausrollen der Hand

› Setze oder stelle dich an einen Tisch und platziere den kleinen Ball an der Handwurzel. Rolle mit angemessenem Druck über die Handfläche und ganz langsam nacheinander zu jedem Finger und wieder zurück zur Handwurzel.

› Setze oder stelle dich an einen Tisch, drehe deine Handfläche nach oben und lege den kleinen Ball unter deinen Handrücken. Rolle die Zwischenräume der Fingersehnen aus. Beginne beim Handgelenk und massiere nacheinander langsam und mit angemessenem Druck die vier Zwischenräume. Wenn du magst, kannst du deinen anderen Unterarm auf die arbeitende Hand legen und so den Druck etwas verstärken.

+ Tipp: *Du kannst auch einen Flummi in der Größe eines Golfballs nehmen.*

✳ Lösen von myofaszialen Verklebungen und Verspannungen in den Händen. Förderung der Durchblutung.

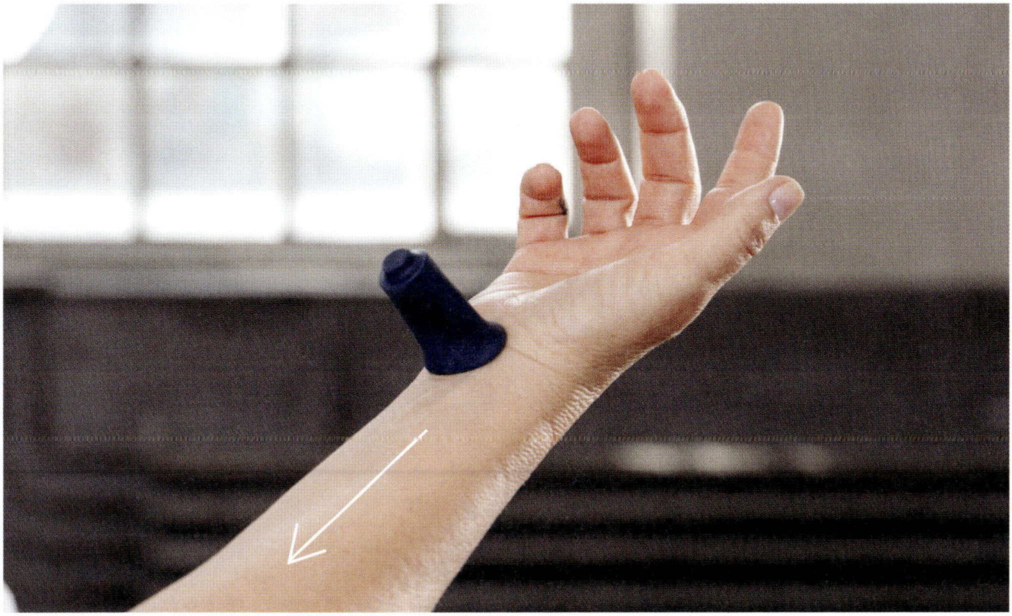

Bearbeiten des Handgelenks und des Unterarms mit der Cupping-Methode

Übung 1: Placing und Gliding

- Lege den Cup an der Innenseite des Handgelenks auf. Genieße den Raum und die Entlastung, die entsteht. Beginne nach einigen gelassenen Atemzügen, das Handgelenk zu bewegen.
- Gleite nun (gliding) in mehreren Bahnen vom Handgelenk zur Ellenbeuge und löse den gesamten Unterarm.

✳ Lösen von verklebtem Gewebe. Entlastung des Handgelenks. Verbesserung der Durchblutung. Anregung des Lymphflusses. Hilft bei Mausarm, Sehnenscheidenentzündung oder Karpaltunnelsyndrom.

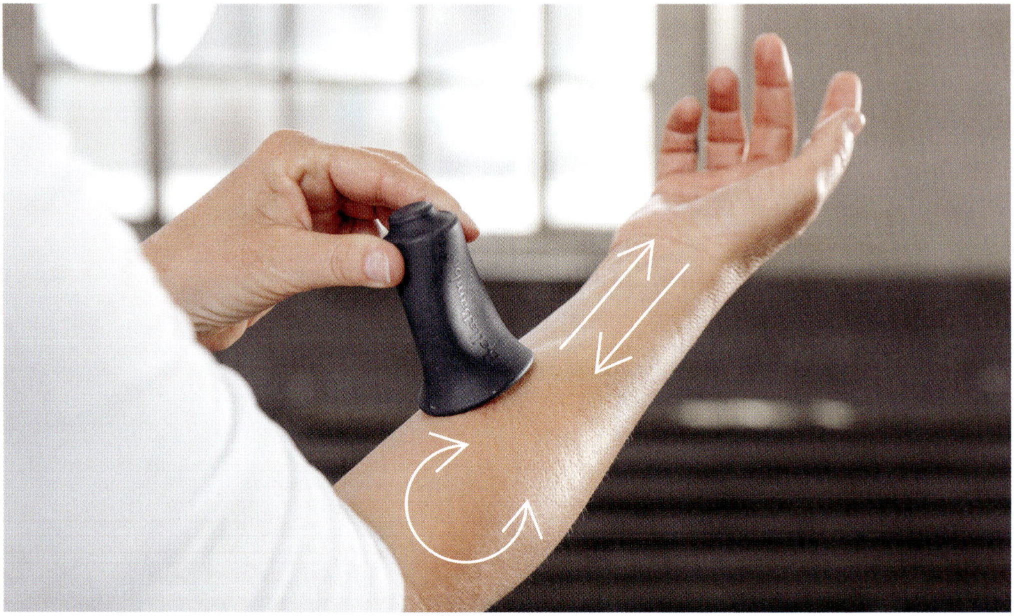

Übung 2: Pumping, Spinning und Mobilizing

› Setze den Cup an der Innenseite des Unterarms, etwas unterhalb der Ellenbeuge auf (Pronator teres). Sobald sich der Cup ansaugt, hebst du ihn maximal an, ohne dass er sich löst, und senkst ihn wieder in die Ausgangsposition ab (pumping). Wiederhole das mehrmals.

› Dann hebe den Cup an und drehe ihn hin und her (spinning). Wiederhole auch das mehrmals.

› Lass dann den Cup angesaugt und drehe den Unterarm so, dass die Handfläche abwechselnd nach unten und oben zeigt.

* Lösen von verklebtem Gewebe. Verbesserung der Durchblutung. Entlastet bei Mausarm, Sehnenscheidenentzündung oder Karpaltunnelsyndrom.

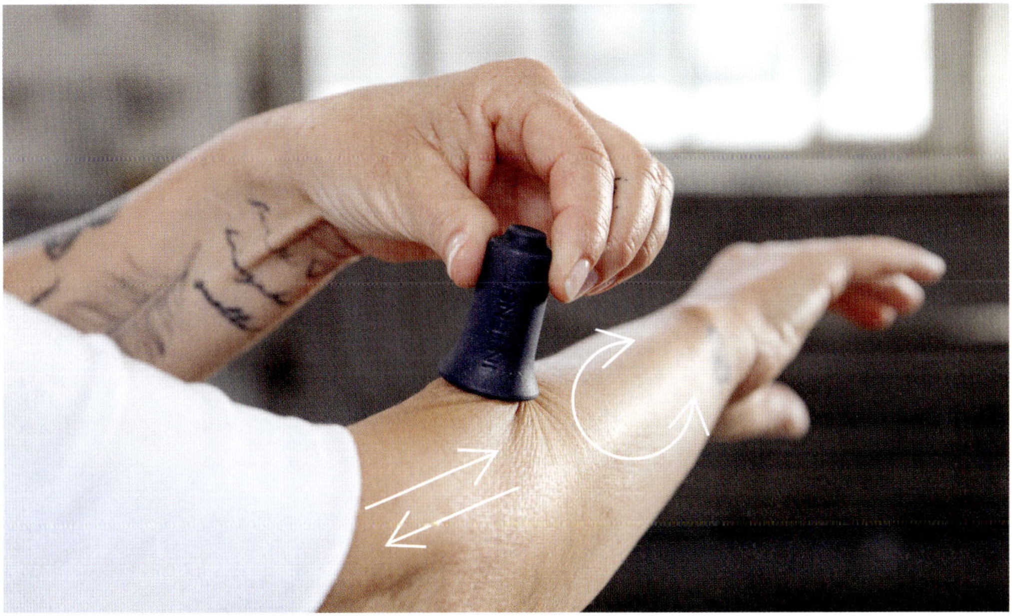

Übung 3: Pumping, Spinning und Mobilizing

- Setze den Cup auf die Außenseite des Unterarms (Klavierspielmuskel). Wende auch hier die Pumping- (Heben und Senken) und Spinning-Techniken (Drehen) an.

- Lege nun deinen Unterarm entspannt auf dem Tisch ab und setze den Cup an der schmerzhaftesten Stelle auf. Atme gelassen weiter. Beginne nun, mit den Fingern »Klavier zu spielen«. Beuge und strecke dann das Handgelenk im Wechsel. Entferne den Cup und spüre nach.

✳ Lösen von verklebtem Gewebe. Verbesserung der Durchblutung. Entlastet bei Mausarm, Sehnenscheidenentzündung oder Karpaltunnelsyndrom.

Programm 4: Kräftigung

Bei vielen Menschen fehlen im Alltag ausgewogene Zug- und Kraftbelastungen der Arme und Hände. Dadurch werden z. B. die Hände und Handgelenke nicht ausreichend bewegt und belastet. Um Arthrose im Handgelenk vorzubeugen, ist es bereits in jungen Jahren wichtig, die Handgelenke und die umliegenden Strukturen angemessen zu belasten.

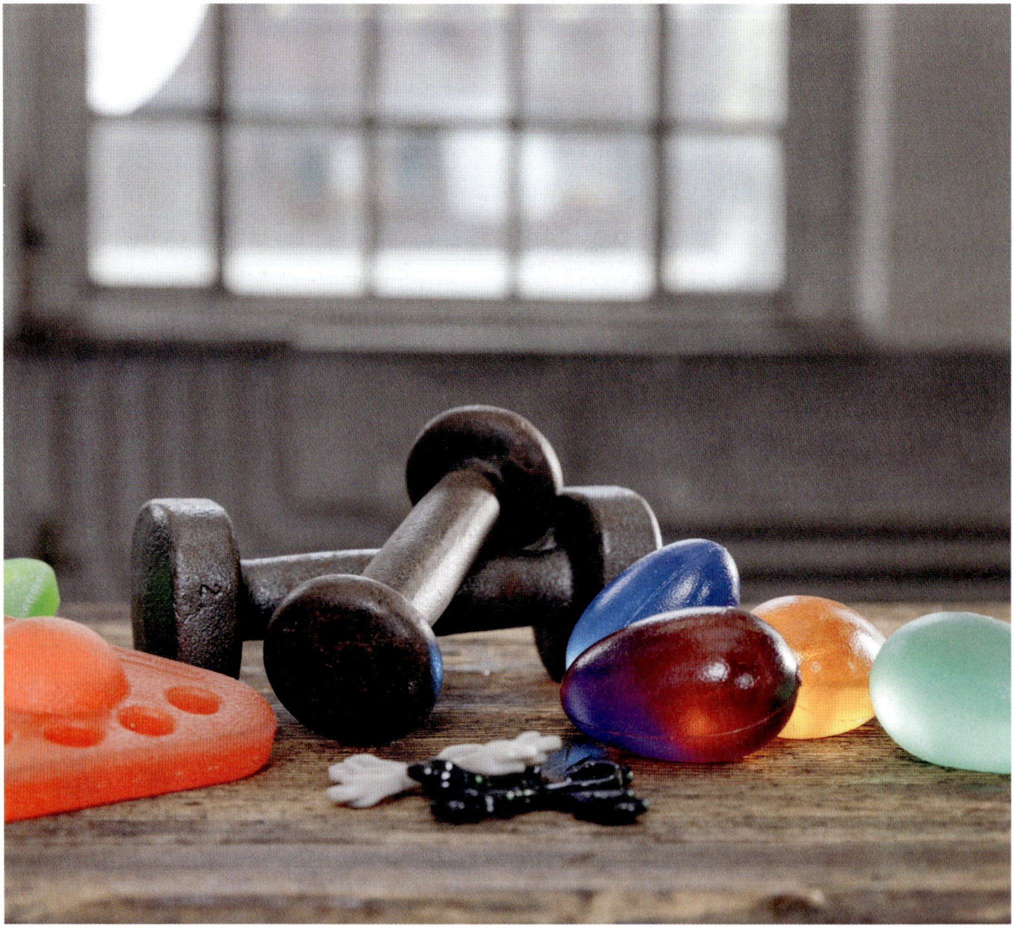

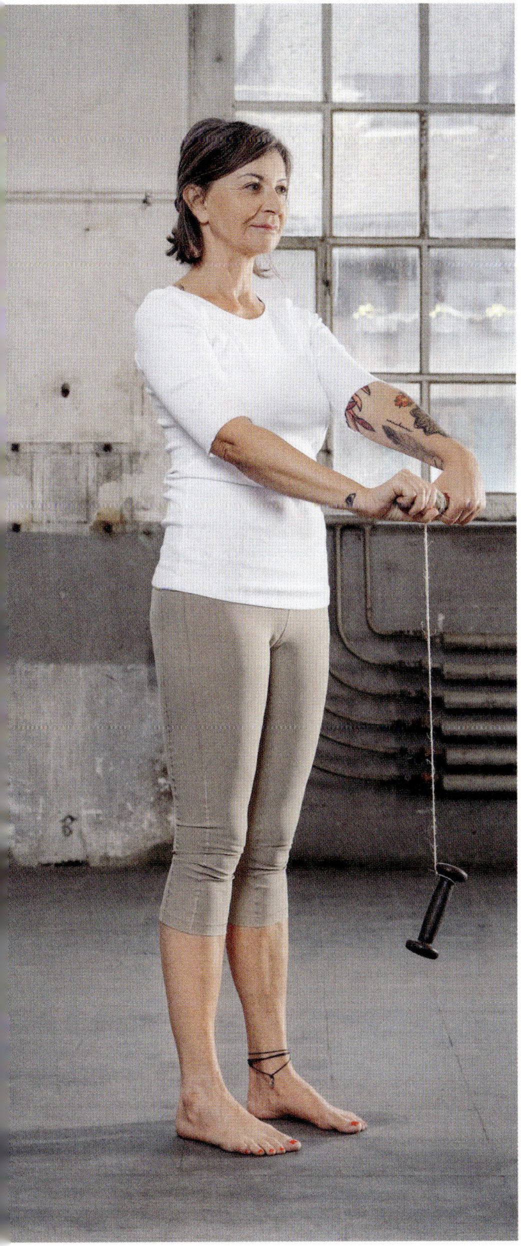

Stärkung der Hände und Unterarme

- Befestige eine etwa 1 Meter lange Schnur an der Minirolle und das andere Ende an einer kleinen Hantel. Stelle dich aufrecht und entspannt hin. Strecke die Arme vor dir aus und nimm die Minirolle in die Hände.

- Beginne nun die Schnur aufzurollen, indem du die Minirolle nach vorn drehst, bis die Hantel oben ist. Rolle die Schnur dann wieder auf die gleiche Weise ab, bis die Hantel unten ist. Wiederhole das Auf- und Abrollen mehrmals.

+ Tipp: *Wenn du keine Hantel von 1–3 Kilogramm zu Hause hast, kannst du diese Übung auch mit einer vollen Wasserflasche machen. Statt der Minirolle kannst du einen kurzen Holzstab verwenden.*

✳ Stärkung der Muskulatur der Hände und Unterarme.

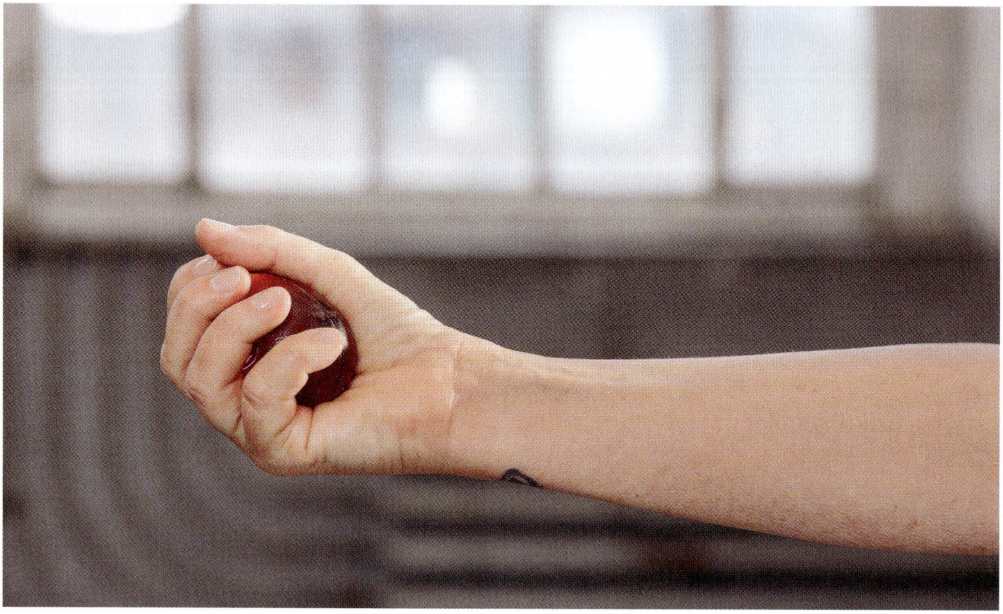

Stärkung der Handmuskulatur für das Greifen

› Knete den »Eggsercizer« von Vistawell in einer Hand und halte den Druck jeweils für ein paar Sekunden. Bewege das Ei während des Knetens durch die Hand und probiere verschiedene Druckpositionen aus.

+ Tipp: *Du kannst anstelle des »Eggsercizers« einen Anti-Stress-Ball oder Knetmasse verwenden. Finde bei allen Knet-Produkten einen passenden Widerstand für dich; nicht zu weich und nicht zu herausfordernd.*

✳ Stärkung der Handmuskulatur für das Greifen.

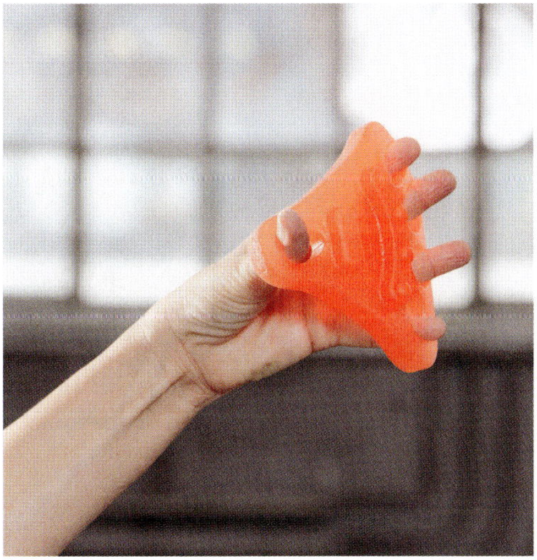

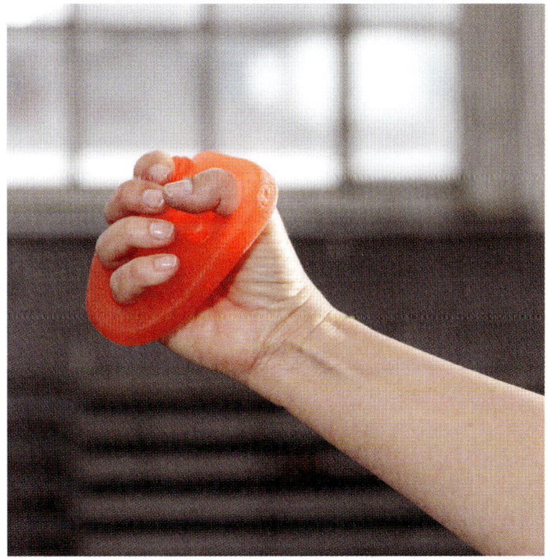

Kräftigung der Handmuskulatur

› Fädle die Finger in den Flex-Grip® oder das Power-Web® ein. Drücke das Tool zuerst zusammen, sodass du Druck auf das integrierte Polster ausübst. Dann öffne die Hand und spreize die Finger weit. Dabei wird der Expander auseinandergezogen. Drücke und ziehe ganz langsam im Wechsel.

+ Tipp: *Für die Streckoption kannst du statt des Flex-Grip® oder des Power-Web® auch ein Theraband über die geschlossenen Finger stülpen und sie gegen den Widerstand des Bandes auseinanderziehen.*
Nutze für die Drückoption Knetmasse oder einen Naturschwamm.

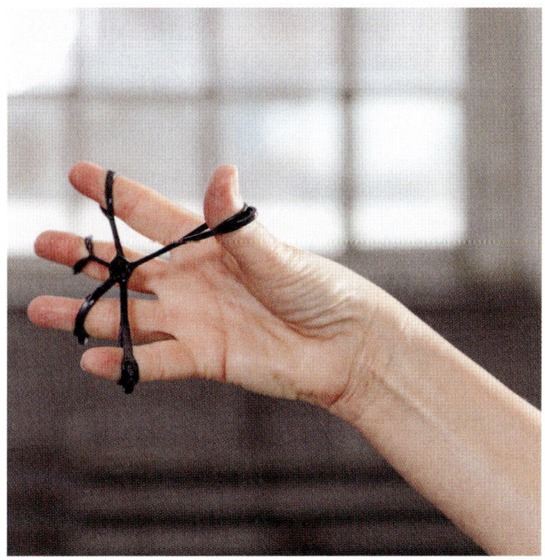

✳ Kräftigung der Handmuskulatur für das Greifen und Strecken.

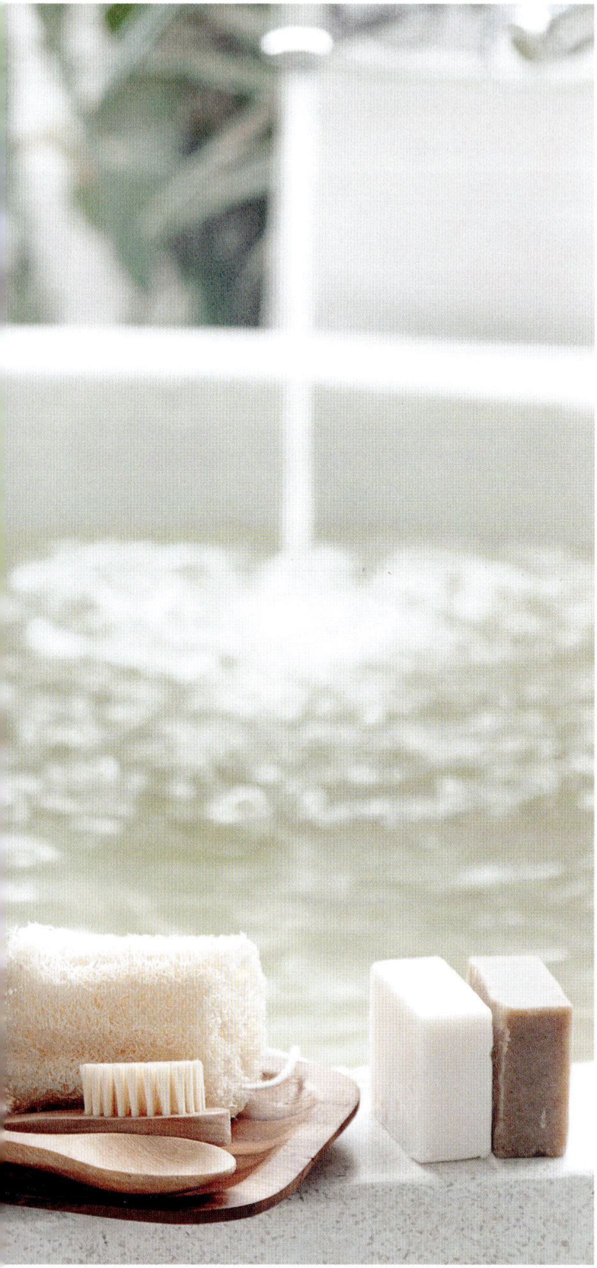

Programm 5: Bäder und Massagen

Unterarm-Wechselbad mit einigen Übungen

Das Wechselbad für die Unterarme ist ein wunderbares Hausmittel, um das Muskelbindegewebe zu entspannen, besser zu durchbluten und Spannungszustände des vegetativen Nervensystems zu lösen. Außerdem hilft es, wenn es regelmäßig angewendet wird, regulierend bei kalten Händen.

Bereite für das Unterarmbad Folgendes vor:

1. einen Hocker oder Stuhl, um dich entspannt vor das Waschbecken setzen zu können;
2. Musik, die du gerne hörst und die dich entspannt;
3. eine Nagelbürste für die Bürstenmassage;
4. zwei Knet-Eier und/oder einen Expander, Badeschwämme oder Putzschwämme für die Übungen unter Wasser;
5. einen Badezusatz (z. B. Natron) oder ätherisches Öl (z. B. Arnika);
6. eine Massagecreme oder ein Massageöl (z. B. mit Arnika);
7. ein Handtuch.

- Fülle das Waschbecken mit Wasser – so heiß wie möglich, aber dass du es noch als angenehm empfindest – und gib ganz nach Belieben etwas Öl (z. B. Arnika, das wirkt entzündungshemmend) oder Basenpulver hinein. Tauche deine Hände und die ganzen Unterarme ein und entspanne dich bei deiner Lieblingsmusik etwa 5 Minuten. Bewege zwischendurch deine Hände, indem du sie zur Faust ballst und wieder streckst.

- Nimm dann die beiden Knet-Eier, Bade- oder Putzschwämme, drücke sie zusammen und löse wieder (siehe S. 62, Übung »Stärkung der Handmuskulatur für das Greifen«). Entspanne dann deine Hände.

- Fädle nun die Finger in den Expander und strecke sie gegen den Widerstand. Wiederhole mehrmals und entspanne anschließend.

- Nimm jetzt eine Bürste, um deine Faszien von den Fingern bis zu den Ellbogen durchzukämmen und zu massieren (siehe S. 70, Übung »Faszien kämmen«).

- Lass das warme Wasser ab und fülle frisches, möglichst kaltes Wasser nach. Tauche Hände und Unterarme wieder ein und bewege sie. Bleibe nur etwa für 1 Minute im kalten Wasser. Trockne dich ab und massiere deine Hände und Unterarme mit etwas Öl oder Salbe (Arnika oder eine Creme deiner Wahl; siehe S. 68, Übung »Handmassage«).

* Lösung und Lockerung des Gewebes in Händen und Unterarmen. Förderung der Durchblutung. Aktivierung des lokalen Stoffwechsels. Entspannung des Körpers.

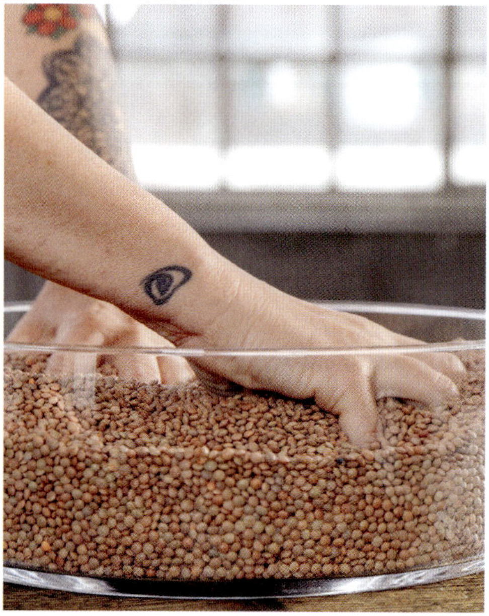

Handbad mit Linsen

Das Linsenbad mag etwas ungewöhnlich anmuten, ist jedoch überaus sinnlich und angenehm. Besonders wohltuend ist es für stark beanspruchte oder gar schmerzende Hände und steife Finger. Du kannst eiskalte oder heiße Linsen dazu verwenden, als Variante kannst du es auch mit Reis ausprobieren.

Bereite für das Unterarmbad Folgendes vor:

1. eine Schüssel;
2. Linsen – wenn sie eiskalt sein sollen, empfehle ich dir, sie einen Tag vorher ins Eisfach zu legen; wenn du »ein heißes Bad« nehmen möchtest, dann erhitze die Linsen im Backofen;
3. Musik, die du gerne hörst und die dich entspannt;
4. eine Massagecreme oder ein Massageöl (z. B. mit Arnika).

› Greife mit beiden Händen in die Schale voller roher Linsen und knete sie. Lass die Finger durch die Linsen gleiten, wühle darin, kreise mit den Handgelenken in beide Richtungen.

› Nimm dir für das Linsenbad etwa 5–10 Minuten Zeit und massiere danach deine Hände mit Arnikacreme oder einer Creme deiner Wahl ein (siehe S. 68, »Handmassage«).

* Entspannung für Körper und Geist. Mobilisierung der Hände und Finger.

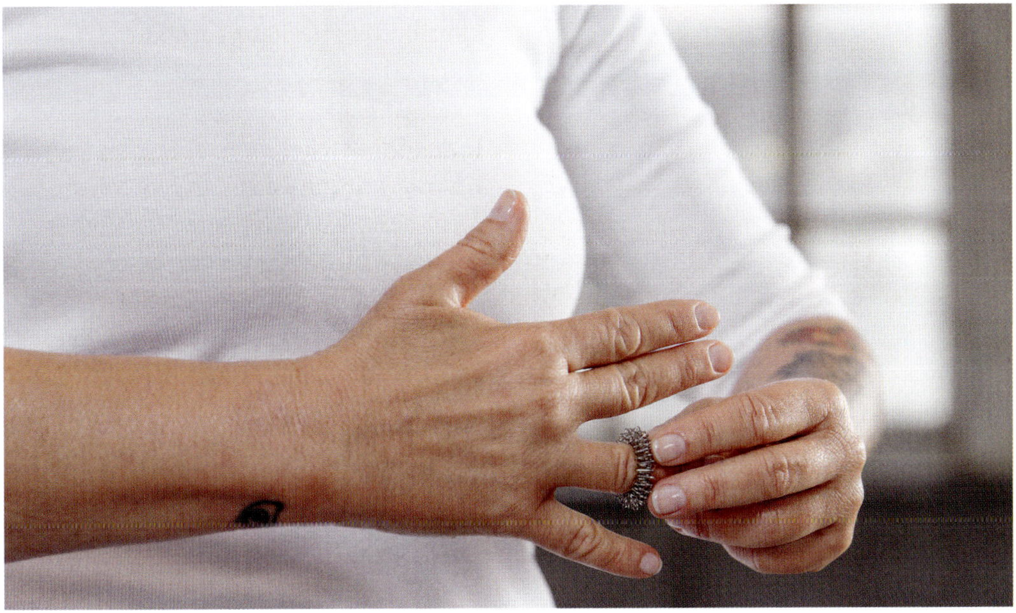

Massage mit dem Fingermassagering

Bei Missempfindungen der Finger oder wenn die Hände und Finger durch Arbeit am PC, in Haus oder Garten beansprucht wurden, stimuliert die Massage mit dem speziellen Ring jeden Finger. Die Finger werden belebt, die Durchblutung wird aktiviert und Entspannung gefördert.

› Rolle den Ring von der Fingerspitze bis zur Fingerwurzel mehrmals auf und ab. Massiere so intuitiv jeden Finger deiner Hände. Um die Massage zu verstärken, kannst du beim Rollen etwas Druck ausüben. Lass dabei deinen Atem entspannt fließen. Deine Hände werden sich nach dieser Massage vitalisiert, energetisiert und leicht anfühlen.

* Stimulierung, Belebung und Energetisierung der Hände und Finger. Aktiviert die Durchblutung. Aktiviert den Energiefluss.

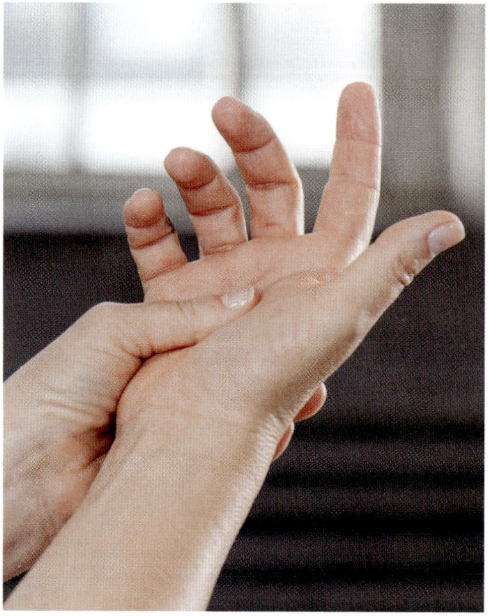

Handmassage

Unsere Hände leisten Höchstarbeit – sei es in Handwerksberufen, im Büro oder beim Musizieren (Klavier, Handpan, Djembe). Ob viel Kraft gefordert wird oder eher Feinmotorik gefragt ist, die Hände und Finger sind mit unzähligen Nervenenden versehen, die uns eine Vielzahl an differenzierten Bewegungsmöglichkeiten schenken. Die Nerven verlaufen von den Fingern über die Arme, die Schultern und den Nacken bis ins Gehirn. Deshalb ist die Wirkung einer einfachen Handmassage außerordentlich entspannend – und zwar nicht nur für die Hände. Auch die Schulter-Nacken-Region kann über die Hände spürbar gelöst werden. Die Tiefenentspannung breitet sich über den ganzen Körper aus und nimmt auch den Geist mit in eine größere Ruhe.

Wenn du dich mit der Reflexzonenmassage befasst, wirst du noch gezieltere Möglichkeiten entdecken, dir etwas Gutes zu tun. Um dich selbst mit einer Handmassage zu verwöhnen, bedarf es – außer etwas Zeit – wenig. So erfährst du eine maximale Wirkung bei minimalem Aufwand. Ob du für die Massage lieber ein Öl oder eine Creme verwendest, ob duftneutral oder parfümiert, ist Geschmackssache. Eine Massage mit Öl fällt sanfter aus als eine mit Creme, da Letztere eine festere Konsistenz hat und mehr Reibung erzeugt. Wenn du möchtest, kannst du eine Creme wählen, die Entzündungen lindert, wie beispielsweise Arnika.

- Beginne das großflächige Ausstreichen mit gleitenden Bewegungen und erfasse dabei alle Bereiche deiner Hand.

- Massiere danach jeden einzelnen Finger aus. Umschließe mit Daumen und Zeigefinger der anderen Hand den zu massierenden Finger bei der Fingerwurzel und streiche mit etwas Zug sowie drehenden Bewegungen bis zur Fingerspitze. Massiere dann mit kreisförmigen Bewegungen vom Nagel über jedes Gelenk bis zum Grundgelenk des Fingers.

- Umfasse jeden Finger gefühlvoll mit deiner ganzen Hand und gib ihm vom Grundgelenk bis zur Fingerspitze etwas Länge. Lockere jeden Finger kreisförmig aus.

- Massiere jetzt mit deinem Daumen die Handfläche und den Handballen mit kreisförmigen Bewegungen oder mit einer sanften Druckmassage. Wenn dir die Reflexzonen der Hand vertraut sind, kannst du bei einzelnen Punkten etwas verweilen und Druck geben. Folge einfach deiner Intuition und dem, was sich gut anfühlt.

- Streiche beim Handrücken die Zwischenräume aus. Hier verlaufen die Strecksehnen der Finger. Am angenehmsten ist es, wenn du die Streichungen parallel zu den Sehnen, also in den Zwischenräumen machst. Erkunde massierend alle Strukturen deiner Hand.

- Beende die Massage mit einem großflächigen Ausstreichen. Dann halte inne, atme tief durch und entspanne Hände, Arme und Schultern. Nimm den Unterschied der beiden Körperseiten wahr. Wende dich dann deiner anderen Hand zu.

Bleibe nach der Massage der zweiten Hand einen Moment sitzen, atme ruhig und gelassen ein und ganz langsam wieder aus. Nimm die Wirkung der Handmassage wahr – auf deine Hände, Arme, Schultern, deinen ganzen Körper, deinen Geist, deine Stimmung. Lass die Massage so lange, wie du magst, nachwirken und tupfe überschüssige Creme mit einem Papiertuch ab.

✻ Lösung, Lockerung und Entspannung der Handmuskulatur. Förderung der Durchblutung und Beweglichkeit der Hände. Entspannung für Körper und Geist. Stimulierung der Handreflexzonen. Vitalisierung des Körpers.

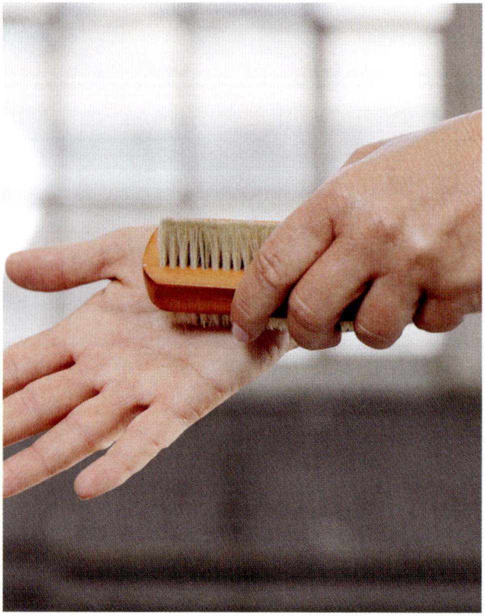

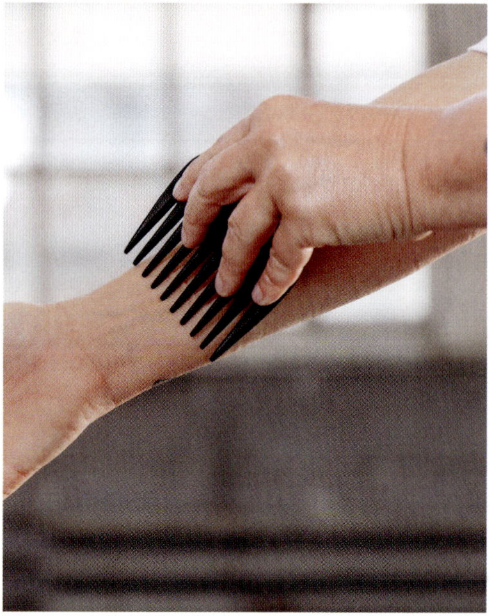

Faszien kämmen

Verklebtes Muskelbindegewebe kannst du »durchkämmen« oder »durchbürsten«, als ob du ein Fell durchkämmen wolltest. Das Kämmen oder Bürsten verbessert die Durchblutung der Haut, fördert den venösen und lymphatischen Fluss und vermag leichte Verklebungen im myofaszialen System zu lösen. Am Körper kannst du das mit aufgestellten Fingern machen oder einem grobzinkigen Kamm. In der Region der Hand und des Armes empfiehlt sich stattdessen eine Peeling- oder Nagelbürste.

› Beginne die Bürstenmassage mit kreisenden und streichenden Bewegungen in der Handinnenseite bei den Fingern. Bürste genauso über die Handinnenfläche und weiter über die Innenseite des Unterarms bis zur Achselhöhle. Gehe dann über die Schulter an der Außenseite des Arms nach unten bis zum Handrücken und den Fingern. Wiederhole das auf der anderen Seite.

* Lösen von myofaszialen Verklebungen. Anregung der Durchblutung. Verbesserung des Lymphflusses.

SPEZIALPROGRAMM: MYOFASZIALES SCHMERZSYNDROM UND PARÄSTHESIEN IN HAND UND UNTERARM

Teil 1

Vorher-Nachher-Test mit 7 Basisbewegungen
(siehe »Vorher-Nachher-Test«, S. 20/21)

Teil 2

Hauptübungen

- Hände ausschütteln, S. 28
- Schultern, Ellbogen und Handgelenke mobilisieren, S. 24/25
- Schultern befreien, S. 30
- Handgelenke befreien, S. 34/35
- Stärkung der Hände und Unterarme, S. 61
- Stärkung der Handmuskulatur für das Greifen, S. 62
- Kräftigung der Handmuskulatur, S. 63
- Finger mobilisieren, S. 26
- Triggerpunkte an der Innenseite des Unterarms lösen, S. 46/47
- Triggerpunkte an der Außenseite des Unterarms lösen, S. 49
- Lösen von Spannungen im Unterarm, S. 52/53
- Verklebungen lösen mit Zupfen, S. 51
- Fächerförmiges Ausrollen der Hand, S. 56
- Unterarm-Wechselbad mit einigen Übungen (mit Knet-Ei, Expander und Bürstenmassage), S. 64/65
- Handmassage, S. 68/69
- Massage mit dem Fingermassagering, S. 67

Teil 3

Vorher-Nachher-Test mit 7 Basisbewegungen
(siehe »Vorher-Nachher-Test«, S. 20/21)

SPEZIALPROGRAMM: HANDY-DAUMEN

Die ständige Erreichbarkeit, u. a. durch das Smartphone, kann zu einer Überbeanspruchung des Daumengrundgelenks führen, vor allem wenn das Smartphone mit dem Daumen bedient wird. Die exzessive Belastung lässt eine Spannung im Gewebe entstehen, die auch in Ruhephasen nicht abklingt. Es kann sich als dumpfer Schmerz zeigen und in einem weiteren Verlauf bis zu einer Sehnenscheidenentzündung der Daumensehne führen. Oft kann die Schulmedizin nicht unterscheiden zwischen einer Arthrose im Daumengelenk und einer Sehnenscheidenentzündung.

Übungen

- Myofasziale Verklebungen in den Händen lösen – Opponens pollicis, S. 54
- Myofasziale Verklebungen in den Händen lösen – Adductor pollicis, S. 55
- Das Gewebe um den Daumen herum zupfen, S. 55
- Verklebungen lösen mit Zupfen, S. 51
- Handmassage, S. 68/69

Du kannst die Wirkung der Übungen noch verstärken, indem du deine Ernährung anpasst (S. 85 f.), Elektrosmog weitmöglichst reduzierst (S. 83 f.), Stress vermeidest (S. 80 f.) und zu verstehen beginnst, was die Botschaft hinter dem Schmerz bzw. der Krankheit ist.

3.

HILFREICHE TIPPS FÜR DEN ALLTAG

Die Ursache für taube und kribbelnde Hände ist häufig eine ungünstige, starre Körperhaltung mit monotonen Bewegungen, wie sie beispielsweise bei Computer- oder Handwerksarbeiten vorkommen.

› Schüttle die Hände sanft aus, wechsle die Hand- und Armposition regelmäßig und wähle eine andere Arbeits- oder Schlafhaltung.

Kurze und tägliche Übungssequenzen aus diesem Buch machen.

› Wenn die Parästhesien längere Zeit andauern und sich ausweiten, sodass dein Schlaf gestört und die Regeneration beeinträchtigt werden, empfehle ich dir, die Ursachen sowohl durch bildgebende Diagnostik wie CT oder MRT als auch einen Bluttest abklären zu lassen. Dies gibt dir gute Anhaltspunkte, um die richtigen Maßnahmen für dich zu finden.

› Durch Yoga lernst du, deine Wahrnehmungsfähigkeit zu verfeinern, die Fähigkeit zu Reflexion zu kultivieren und dich in Achtsamkeit und Geduld zu üben. All das wird dir helfen, besser mit den Schmerzen umgehen zu können und eine optimistische Lebenseinstellung zu bewahren.

› Für die Heilung ist es enorm wichtig, in einem stabilen, liebevollen sozialen Umfeld eingebunden zu sein und sich regelmäßig zu entspannen, um Stressbelastung zu reduzieren und die Selbstheilungskräfte des Körpers zu unterstützen.

› Es kann auch hilfreich sein, eine Komplementärtherapeutin aufzusuchen, die Rolfing, Triggerpunkt-Behandlung, Dry Needling, Neuraltherapie, Akupunkturmassage o. Ä. anbietet, um das Muskel-Faszien-Gewebe zu lösen und neu auszurichten sowie energetische Blockaden zu lösen.

› Werden die Missempfindungen durch Stress und ungünstige Lebens- und Essgewohnheiten verursacht, so kannst du mit einer ausgewogenen Ernährung, Bewegung und Entspannung wesentlich zur Linderung des Unwohlseins beitragen.

Auf eine ausgewogene saisonale basische Ernährung achten, um einem Nährstoffmangel vorzubeugen (siehe S. 85 f.).

› Bei Wassereinlagerungen im Gewebe ist die Einnahme von Salz zu reduzieren. Auch bei einer Glutenunverträglichkeit kann sich das Gewebe aufgeschwemmt anfühlen. Teste während etwa zwei Wochen, was sich am Körpergefühl ändert, wenn du Gluten meidest (ggf. auch Soja, Mais und Milchprodukte) und stattdessen glutenfreie Varianten wählst (siehe S. 86, »Gluten«).

› Ein bewährtes Hausmittel ist Natron (Natriumhydrogencarbonat oder Natriumbicarbonat). Es verschiebt den Säuregehalt des Urins in den basischen Bereich (pH größer als 7). Durch den verminderten Säuregehalt des Urins kann dieser mehr Harnsäure aufnehmen und ausscheiden. Mit Teststreifen aus der Apotheke kannst du deinen Urin testen.

Aus moderner naturheilkundlicher Sicht sind Teemischungen aus Heilpflanzen empfehlenswert, die eine harntreibende, blutreinigende und entzündungshemmende Wirkung haben:

- Teufelskralle (entzündungshemmend)
- Engelwurz (blutreinigend und entzündungshemmend)
- Schafgarbe (blutreinigend und entzündungshemmend)
- Brennnessel (harntreibend und blutreinigend)
- Wacholder (harntreibend und blutreinigend)
- Ackerschachtelhalm (harntreibend, blutreinigend, entzündungshemmend)
- Goldrute (harntreibend, blutreinigend, entzündungshemmend)
- Kamille (harntreibend, blutreinigend, entzündungshemmend)
- Süßholz (harntreibend, blutreinigend, entzündungshemmend)

Entzündungshemmende Kräutermedizin kann eine gute Alternative bzw. Ergänzung sein. Folgende Kräuter (als Presslinge, Pulver oder Kapseln) und Öle haben entzündungshemmende Eigenschaften:

- Kurkuma (Tumeric)
- Weihrauch (Boswellia)
- Myrrhe
- Withania Somnifera (Schlafbeere, Ashwagandha, Winterkirsche)
- Ingwer
- OPC (OPC ist die Abkürzung für Oligomere Proanthocyanidine; dabei handelt es sich um Antioxidantien, wie sie in Beeren mit roter Schale enthalten sind, z. B. im Traubenkernextrakt)
- Schwarzkümmelöl
- Omega-3-Öl (DHA und EPA)

› Diese Vitamine unterstützen die Gesundheit der Knochen, Gelenke und des Bindegewebes: Vitamin C, D, K und E. Es gibt hervorragende Kombipräparate, die viele dieser Substanzen beinhalten.

DMSO

DMSO ist eine natürliche organische Schwefelverbindung und seit über 150 Jahren bekannt. Sie kann innerlich eingenommen und äußerlich angewendet werden. Schwefel ist im menschlichen Körper ein unverzichtbares Element. Es ist ein wichtiger Bestandteil des Kollagens und damit wesentlich für ein gesundes Bindegewebe. Feste Nägel und gesundes Haar sind nur mit Schwefel möglich. Zahlreiche Vitamine, wie die Vitamine B und C, werden erst durch Schwefel im Körper verwertbar.

DMSO ist entzündungshemmend, schmerzstillend, abschwellend, muskelentspannend, gefäßerweiternd, entwässernd, antibiotisch (wirkt gegen Bakterien), antiviral (wirkt gegen Viren), antimykotisch (wirkt gegen Pilze), Juckreiz lindernd. Positive Effekte wurden u. a. bei folgenden Krankheiten beobachtet: Arthritis und rheumatoide Arthritis, Arthrose, Akne, Allergien, Atemwegsinfektionen, Augenerkrankungen, Bandscheibenprobleme, Borreliose, chronische Darmerkrankungen, Durchblutungsstörungen, Entzündungs- und Schmerzzustände, Gelenkentzündung, Gicht, Harnwegserkrankungen, Hauterkrankungen, Muskelschmerzen, Sportverletzungen u. v. m.

MSM

MSM ist das wichtigste Abbauprodukt von DMSO, wobei es wohl das MSM ist, welches für die schmerzstillende und antientzündliche Wirkung von DMSO mitverantwortlich ist. Zusammen mit anderen Vitaminen wie Vitamin C und dem Vitamin-B-Komplex aktiviert Schwefel den Stoffwechsel und sorgt für gesunde Nerven. MSM beseitigt freie Radikale und entgiftet den Körper. Da MSM als Antioxidans die Blut-Hirn-Schranke überwindet, können viele Gifte, die sich im Gehirn und den Nervenzellen angesammelt haben, ausgeleitet werden. MSM hilft bei Arthritis, schmerzenden Muskeln und bei Krankheiten der Skelettmuskulatur – insbesondere wenn es mit Vitamin C kombiniert wird.

Was tun bei welchen Beschwerden

Myofasziales Schmerzsyndrom

- viel trinken, vielseitig bewegen, auf eine ausgewogene und qualitativ hochwertige Nährstoffzufuhr achten, basische Ernährung
- den Arbeitsplatz ergonomisch einrichten
- Bewegungspausen machen und so oft es geht aufstehen
- während der Pausen nicht sitzen
- auf eine optimale biomechanische Ausrichtung und Haltung achten und in Bewegung bleiben
- manuelle Intervention einer Physiotherapeutin / eines Physiotherapeuten
- Mobilisation von Narben durch Kneten, Massieren und Verschieben der Hautschichten, Lymphdrainagen
- Triggerpunktbehandlung, Dry Needling
- myofasziales Lösen
- myofasziales Dehnen
- Lockerungsübungen
- entlasten und Raum schaffen mit den Gummisaugglocken von BellaBambi®

Rheumatoide Arthritis

- regelmäßige leichte Bewegung, Yoga, Mobilisation ohne Belastung oder Gewicht, Handgymnastik
- autogenes Training (fördert Stressabbau, ermöglicht Selbstreflexion)
- basische Ernährung, Verzicht auf Gluten
- Vitamin D, Vitamin K, Vitamin E, Omega-3-Fettsäuren, die Schwefelverbindungen MSM und DMSO

Arthrose

- sanfte Bewegung ohne Belastung
- physikalische Anwendungen wie Infrarot- und UV-Licht, Wärme- oder Kältebehandlungen, Massage u. v. m.
- Schmerzmittel auf der Basis von Weidenrinde oder Teufelskralle, auch Enzymtherapie kann hilfreich sein
- Salben und Gels mit z. B. Arnika
- Magnetfeldtherapie
- Akupunktur – hier ist eine längere Behandlungszeit empfehlenswert
- therapeutischer Yoga, sanfte Gymnastik, Wassergymnastik, schwimmen, Rad fahren, spazieren gehen und wandern auf ebenem Gelände
- zu vermeiden sind Bewegungen unter starker Belastung der Gelenke oder Bergablaufen
- Yogalehrer, Physio- oder Ergotherapeuten können individuelle Tipps geben, wie das Muskelbindegewebe um das Gelenk herum optimal trainiert wird

Gicht

- Gewichtsabnahme
- Umstellung der Ess- und Trinkgewohnheiten: gesunde, purinarme Ernährung
- Bewegung und Steigerung der Fitness
- Teemischungen aus Heilpflanzen, die harntreibend, blutreinigend und entzündungshemmend sind (siehe S. 75)
- Basenpulver zum Einnehmen, balanciert den Säure-Basen-Haushalt (mit Urin-Teststreifen prüfen)
- Basenbäder
- warme bzw. kalte Wickel (bei akutem Gichtschub generell eher kühl; wenn es chronisch ist, warm; allerdings ist das individuell und muss ausprobiert werden)
- kalte Wickel, z. B. mit Heilerde
- bei Gicht des Grundgelenks der großen Zehe können lauwarme Fußbäder (max. 37 Grad) helfen, um die Durchblutung etwas anzuregen, die Füße mit dicken Socken warm halten

Karpaltunnelsyndrom (CTS)

- keine mechanische Überlastung, sowohl im Alltag als auch im Yoga, Pilates, Fitnesstraining oder Sport
- gegebenenfalls das Handgelenk kurzzeitig während der Nacht mit einer gepolsterten Schiene ruhigstellen (siehe Kasten »Achtung vor Schienen und Ruhigstellen«)
- Ernährungsumstellung während etwa zwei Wochen – das reicht, um zu spüren, ob es bei der Linderung der Beschwerden hilft; für diese Zeit Gluten (ggf. auch Soja, Mais und Milchprodukte) vom Speiseplan streichen und Salz- und Zuckerkonsum reduzieren

Auf S. 23 f. findest du Übungen, die die myofaszialen Strukturen der Hände und Handgelenke lösen. Die Übungen und Massagen sind besonders nachhaltig, wenn du sie in deinen Alltag als aktive Bewegungspausen einplanst. Dabei reichen oft 1–2 Minuten pro Bewegungspause. Damit durchbrichst du monotone, fixierte Positionen und löst das Gewebe.

Achtung vor Schienen und Ruhigstellen!

Viele der hier besprochenen und in der Bevölkerung weitverbreiteten Beschwerden an Händen, Fingern und Handgelenken haben ihre Ursache in einem verspannten und verklebten myofaszialen System. Schienen oder andere Fixierungen sind auf Dauer für den Heilungsprozess das Schädlichste, was man sich antun kann. Kurzfristig kann eine Ruhigstellung hilfreich sein, doch auf Dauer verfestigt sich durch das Vermeiden von Bewegungen das Muskelbindegewebe, es atrophiert (wird schwach) und erstarrt. Nach kurzer Zeit ist der Schmerz wieder da.

Sehnenscheidenentzündung

- Schonung, bis die Entzündung abnimmt, danach Bewegung ohne Belastung
- basische Ernährung
- natürliche Entzündungshemmer zur Unterstützung einnehmen, z. B. entzündungshemmende Kräuter und Tees (S. 75).
- Salben, die die Entzündung und Schwellung mindern (z. B. Arnika)
- Was tut gut? Wärme oder Kälte?
- Abwechslung in Bewegungsabläufe bringen
- Körperwahrnehmung schulen – Haltung bewusst wahrnehmen und wann die Verspannung eintritt
- öfter Pausen machen

Schnappfinger (Morbus Dupuytren)

- myofasziales Dehnen
- myofasziales Lösen (Selbstmassage)
- Massage der Hände und Unterarme

Ganglien (Zysten)

- sanfte Mobilisation und Bewegung des entsprechenden Gelenks
- manuelle Behandlung des entsprechenden Gelenks

Mausarm, Tennisellbogen, Golferarm

- temporäre Ruhigstellung
- Salbenverbände
- elektromechanische Stimulation
- Faszien-Bälle oder die Minirolle für die Unterarme mit ins Büro nehmen und damit Bewegungspausen gestalten
- regelmäßige Dehnungsübungen (myofascial stretch), welche die erhöhte Muskelspannung reduzieren
- lokales Lösen (myofascial release); in einem zweiten Schritt, wenn die Entzündung abgeklungen ist, wird die betroffene Muskulatur mit einfachen und gezielten Übungen gekräftigt
- intensive sportliche Belastungen meiden

Ein ganzheitlicher Ansatz ist wichtig für die Heilung

Heute wissen wir, dass neben der Komponente des Immunsystems auch die Psyche (also die Körper-Geist-Gefühl-Verbindung) und das Nervensystem eine große Rolle spielen. Wollen wir komplexe chronische Zustände heilen, so ist es wichtig, alle drei Ebenen in den Heilungsprozess miteinzubeziehen. Das ist etwas, das die klassische Schulmedizin zu wenig beachtet und worauf sie auch nicht ausgerichtet ist.

Psychoneuroimmunologie

Die klassische Schulmedizin kennt eine Vielzahl chronischer Entzündungskrankheiten, die unter dem Begriff Autoimmunerkrankungen zusammengefasst werden. Diese Erkrankungen lassen sich nach den bisherigen Erkenntnissen der Schulmedizin nicht heilen, sondern nur medikamentös unterdrücken, da Ursache und Auslöser nicht geklärt sind. Die Psychoneuroimmunologie (PNI) geht u.a. der Frage nach, welche Rolle Stress sowie der persönliche Umgang damit bei der Entstehung von Autoimmunerkrankungen spielen.

Ich möchte nochmals betonen, dass z. B. die rheumatoide Arthritis eine ernst zu nehmende, gefährliche systemische Situation darstellt, die von einer erfahrenen Rheumatologin/einem erfahrenen Rheumatologen begleitet werden muss. Zum Glück erkennen heute immer mehr Ärztinnen und Ärzte die Wichtigkeit einer komplementärmedizinischen Maßnahme an. In anderen Medizintraditionen – wie z. B. der in China (TCM), in Indien (Ayurveda) oder in Südamerika – wurde nie der Fehler gemacht, Körper, Geist und Gefühle zu trennen, sodass dort ganzheitlicher behandelt wird. Mit beachtlichem Erfolg. Rheumatoide Arthritis wird in der Medizintradition Südamerikas seit Jahrhunderten erfolgreich mit verschiedenen Pflanzenextrakten und Kambo (Froschgift) behandelt und vollständig geheilt!

Die Psychoneuroimmunologie gehört zu einem der bedeutendsten Gebiete der modernen medizinischen Forschung, seit 1974 der amerikanische Psychologe Robert Ader (1932 – 2011) in einem Experiment nachwies, dass das Immunsystem mit dem zentralen Nervensystem zusammenarbeitet. Demnach haben Gefühle eine Schlüsselrolle im Immunsystem – vielleicht sogar eine noch wichtigere als gesunde Ernährung, Schlaf und Bewegung!

Die Psychoneuroimmunologie ist ein interdisziplinäres Forschungsgebiet, das sich mit der Wechselwirkung der Psyche, des Nervensystems und des Immunsystems – und neuerdings auch des Hormonsystems – beschäftigt und damit, wie es unsere Gesundheit und unser Wohlbefinden beeinflusst. Auf dieser Grundlage wird klar, wie Stress das Immunsystem negativ beeinflussen kann und wieso sich psychotherapeutische Prozesse und beispielsweise Yoga nachweislich auf körperliche Funktionen auswirken.

Gesundheit wie auch Krankheit sind abhängig von einem fein aufeinander abgestimmten Zusammenspiel von Nerven-, Hormon- und Immunsystem und den Gedanken und Gefühlen einer Person. Die Regulation dieser verschiedenen Bereiche ist eng mit den Mechanismen der Stressverarbeitung gekoppelt.

Während man lange geglaubt hat, dass das Immunsystem autonom, also unabhängig, funktioniert, weiß man heute, dass z. B. Stress einen bedeutenden Einfluss auf die Steuerung der Immunfunktionen hat. Bei einem körperlichen oder psychischen Stressreiz wird der Sympathikus aktiviert, der es uns erlaubt, uns schnellstmöglich an die Gefahr anzupassen (Flucht-oder-Kampf-Reflex), indem u. a. Adrenalin und verschiedene andere Botenstoffe ausgeschüttet werden. Diese rufen die Zellen des Immunsystems zu Hilfe, um den Stress abzuwehren, indem sie lokal Entzündungen auslösen.

Dauerstress macht krank

Hält der Stress an, wird das Regulationssystem überlastet. Bei dieser Erschöpfung erhöht sich der Kortisolspiegel, während bestimmte Immunparameter sinken – das Immunsystem wird unterdrückt. Der Körper kann die stressbedingte Übersäuerung und Entzündung nicht mehr ausgleichen. Dieser chronische Alarmzustand wirkt sich schädigend auf den Körper aus und steigert das Risiko für Allergien, Infekte und Autoimmunerkrankungen (u. a. Rheuma, Diabetes).

Stärkung der Resilienz und der Gesundheitsressourcen

Die Erkenntnisse der Psychoneuroimmunologie legen nahe, dass Patientinnen und Patienten ihren Heilungsprozess selbst gestalten können. Um die Selbstheilungskräfte des Körpers zu unterstützen, sind Maßnahmen wichtig, die die Stressverarbeitung verbessern, woraufhin sich als Folge die Immunfunktion ausgleicht und stabilisiert. Andauernder Stress, Depressionen und Angst wirken sich negativ auf das Immunsystem aus, schwächen es, übersäuern den Körper und schaffen damit die Grundlage für Entzündungsreaktionen.

Eine positive Wirkung auf das Immunsystem haben nachweislich folgende Faktoren: Optimismus, Selbstwert, Glaube an die eigene Handlungskraft, soziale Bindungen (Anerkennung, Liebe, Sicherheit), Emotionsvielfalt.

Der Begriff der Resilienz stammt aus der Physik. Er bezeichnet die Eigenschaft gewisser Materialien, die nach einer Verformung wieder in den ursprünglichen Zustand zurückfinden. Als Resilienz beim Menschen wird die Fähigkeit bezeichnet, trotz widriger Umstände und schwerer Belastungen gesund zu bleiben. Gute Beziehungen sind mit das Wichtigste, um widerstandsfähig zu sein bzw. es zu werden. Es ist dieses Gefühl des Aufgehobenseins, der uneingeschränkten Liebe und Fürsorge einer Bezugsperson.

Yoga

Entspannungs- und Atemübungen haben einen nachweislich positiven Effekt auf das Immunsystem. Das Bewusstwerden tief liegender Denk- und Handlungsmuster sowie emotionaler Trigger und der bewusstere und achtsamere Umgang mit herausfordernden Lebensthemen scheint kognitive und affektive Verarbeitungsprozesse anzustoßen, die sich positiv auf die Selbstregulation und damit auf die Immunaktivität auswirken.

Laut der alten Schriften wirkt Yoga in erster Linie auf den Geist. In diesen Texten wird immer wieder betont, wie wichtig es ist, Strategien zu entwickeln, um mit den eigenen Gedanken, Gefühlen und Mustern umzugehen, sowie Lösungen für Konflikte und schwierige Alltagssituationen zu finden, damit wir nicht aus der Bahn geworfen werden und ein friedvolles Leben möglich ist. Dafür werden verschiedene Techniken entwickelt, mittels derer der Geist gebündelt und ausgerichtet wird. Dies führt zu innerer Ruhe, Kraft und Gelassenheit, die im Alltag mehr und mehr Gestalt annehmen.

Yoga hilft, mehr Klarheit über sich selbst und das eigene Leben zu erhalten und zu erkennen, welche Entwicklungsschritte nötig sind, damit du in Übereinstimmung mit deiner Vision leben kannst. Er lehrt uns auch, dass wir unser Glück nicht von äußeren Dingen oder anderen Menschen abhängig machen können, sondern es in uns finden müssen. Mit den verschiedenen Denkansätzen, Techniken und Übungen des Yoga haben wir unseren ganz persönlichen Erste-Hilfe-Koffer immer zur Hand, wenn es darum geht, eine förderliche innere Ausrichtung zu finden, weniger im Widerstand zu sein und mehr mit dem Leben zu fließen.

Elektrosmog

In den vergangenen 25 bis 30 Jahren nahm die Nutzung von Mobiltelefonen stetig zu, vor allem seit auch das Internet auf diesen Geräten Einzug hielt. Die Frage, ob Mobilfunkstrahlung langfristig die Gesundheit schädigt oder aber harmlos sei, beschäftigt seitdem sowohl Nutzer/Innen als auch Expert/Innen. Studien zu langfristigen Auswirkungen der intensiven Nutzung von Handys laufen, doch bis die endgültigen Ergebnisse da sind, wird es noch etwas dauern. Die internationale Krebsforschungsagentur der WHO ist 2011 nach vorliegenden Studien zu dem vorläufigen Schluss gekommen, dass Hochfrequenzstrahlung »möglicherweise krebserregend« sei.

Zu den ersten Folgen einer mittelbaren Strahlenbelastung gehören Schlafstörungen sowie allgemeine Erschöpfungszustände und Unwohlsein. Ein gesunder und erholsamer Schlaf ist eine elementare Voraussetzung für ein gesundes Immunsystem. Der Schlaf ist dann gesund, wenn man durchgehend etwa sechs bis acht Stunden schläft, am Morgen ohne Verspannungen aufwacht und sich frisch und erholt fühlt. Man hat nicht das Bedürfnis, den Wecker auf »schlummern« zu stellen, sich nochmals umzudrehen und weiterzuschlafen, sondern Lust, aufzustehen und den Tag zu beginnen. So kann sich der Körper regenerieren und eine wichtige Basis für Gesundheit schaffen.

Schlafstörungen und Stress können eine Übersäuerung des Körpers begünstigen. Diese wiederum verursacht Entzündungsreaktionen, die das Immunsystems nicht ausgleichen kann. Dauert das an, so sind allen möglichen Autoimmunerkrankungen Tür und Tor geöffnet.

Damit sich der Körper gut erholen kann, braucht er das normale Erdmagnetfeld (40 000 Nanotesla). Hier regeneriert er am besten, lädt seine Batterien auf und findet in seine Kraft. Ist das Erdmagnetfeld gestört bzw. geschwächt (z. B. durch Wasseradern oder Hochfrequenzstrahlung), kann sich unser Körper in der Nacht nicht so gut erholen.

Schon mal etwas vom neuen Trend »Waldbaden« gehört? Mit Waldbaden ist das Eintauchen mit allen Sinnen in die Atmosphäre des Waldes gemeint – da, wo die Luft klar ist, es würzig riecht, wo das Licht sanft gebrochen wird, die Vögel zwitschern und der moosbewachsene Waldboden unter den Füßen federt. Japanische Forscher haben herausgefunden, dass Waldaufenthalte das Immunsystem stärken. Deshalb gilt Waldbaden in Japan als Medizin.

Zeit in der Natur zu verbringen hebt die Stimmung. Oder hast du schon mal jemanden erlebt, der nach einem Waldspaziergang mit einer schlechten Stimmung heimgekommen ist? »Die Natur ist unser emotionales Zuhause«, schreibt der österreichische Biologe Clemens Arvay in seinem Buch »Der Biophilia-Effekt«. In dieser uralten Verbindung gründet seiner Meinung nach auch die Möglichkeit »grüner Heilung«. Neben dem Mikroklima des Waldes, das zusätzliche Effekte hat, können Waldaufenthalte Stress reduzieren, Ruhe und Erholung fördern, sodass sich der Schlaf vertieft, sich die Stimmung aufhellt und man sich allgemein vitalisiert fühlt. Mehrere Versuchsreihen des schwedischen Forschers Roger Ulrich sorgten bereits in den 80er-Jahren des letzten Jahrhunderts für Aufsehen: Patient/Innen wurden schneller gesund und brauchten weniger Medikamente, wenn sie statt auf eine Wand oder ein abstraktes Gemälde auf das Bild eines Waldes oder in die Natur selbst blickten.

So kannst du die Strahlenbelastung in deiner Wohnung reduzieren

- das WLAN nachts ausschalten (in einem Mehrfamilienhaus oder in der Stadt kann das ein schwieriges Unterfangen sein; wenn andere ihr WLAN nicht ausschalten, bekommst du deren Strahlung ab)
- ein kabelgebundenes Telefon strahlt weniger als ein DECT-Telefon. Bei der DECT-Variante gibt es sogenannte ECO-Versionen, die auch weniger Strahlung abgeben
- das Handy nicht neben dem Bett aufladen
- nachts das Handy ausschalten oder, wenn man es als Wecker nutzen möchte, auf Flugmodus stellen
- möglichst wenig »Multimedia« im Schlafzimmer (Fernseher, Receiver, Computer)

- auf PowerLAN / Powerline (PLC) verzichten, denn mit dieser Technik wird aus jeder einfachen Stromleitung eine Sendeanlage
- im Schlafzimmer Netzfreischalter verwenden

Ernährung

In diesem Abschnitt schreibe ich über meine ganz persönliche Erfahrung, die im Übrigen viele ganzheitlich orientierte Therapeut/Innen mit positiven Berichten ihrerseits stützen. Gerade bei chronischen Entzündungen im Körper können mit einer antientzündlichen Ernährung Gelenkschmerzen und Arzneimittelbedarf gesenkt werden. Bei mir hat die Ernährungsumstellung einen bedeutsamen Heilungsschub bewirkt. **Wichtig: Bitte setze keine Medikamente ab ohne vorherige Abklärung mit einer medizinischen Fachperson.**

Niedrigschwellige Entzündungen, die schleichend beginnen und sich labortechnisch kaum fassen lassen, sind heute weitverbreitet. Vielfach sind die Auslöser Stress (beruflich, familiär) und die damit einhergehende Übersäuerung des Körpers. Studien zufolge gibt es gewisse Lebensmittel, die die Aktivität von Entzündungen positiv beeinflussen bzw. diese begünstigen. Zucker, Alkohol, Weizenprodukte sowie Fleisch- und Wurstwaren fördern in einem hohen Maß Entzündungsreaktionen im Körper. Oft geht das einher mit einem Mangel an Entzündungshemmern in der Ernährung. Bauchfett beispielsweise produziert entzündungsfördernde Hormone, weshalb eine Gewichtsreduktion die Schmerzen im Körper oft zu reduzieren vermag. Eine abwechslungsreiche Ernährung mit viel frischem Gemüse (Brokkoli, Spinat, Portulak), wenig Obst, Gewürzen (Kurkuma, Ingwer, Chili), Kräutern, Nüssen und guten Fetten sowie gemäßigter Sport und Bewegung wirken entzündungshemmend.

Gluten

Bei mir hat das Weglassen bzw. Reduzieren von glutenhaltigen Nahrungsmitteln eine enorme Besserung und Erleichterung bewirkt. Gluten ist ein Eiweiß, das in sämtlichen Getreiden (außer Hirse) vorkommt: Weizen, Roggen, Dinkel, Hafer, Gerste, Emmer und Einkorn. Seit der Züchtung und Massenproduktion des Weizens seit Mitte des 20. Jahrhunderts hat sich allerdings der Gehalt von Gluten in Weizen vervielfacht, sodass wir mit dem Brot, den Teigwaren, dem Müesli und den Fertigprodukten täglich viel zu viel Gluten zu uns nehmen.

Tierisches Eiweiß

Milchprodukte, aber auch alle anderen tierischen Eiweiße können Entzündungen im Körper auslösen und verstärken. Zudem können die enthaltenen Hormone den Stoffwechsel stören und dadurch die Regeneration behindern. Im Übermaß konsumiertes tierisches Eiweiß (Fleisch, Milch, Joghurt, Käse, Eier) kann von den Organen nicht verstoffwechselt und anschließend ausgeschieden werden, sondern wird im Bindegewebe eingelagert. Nimmt die Eiweißflut nicht ab, verklebt das Bindegewebe, sodass es die eigentliche Aufgabe (die Versorgung der Zellen mit Nährstoffen sowie den Abtransport der Stoffwechselendprodukte) nicht mehr wahrnehmen kann. Rheuma, Gicht, Arthrose, Diabetes Typ II, Bluthochdruck und Arteriosklerose können schmerzhafte Zeichen dafür sein.

Zucker

Der Körper braucht zum Überleben keinen Zucker, per se ist Zucker aber nicht schädlich. Es ist die Dosis, die das Gift macht. Wer dauerhaft viel nascht und rumhängt, bei dem besteht eine größere Wahrscheinlichkeit zu erkranken: Übergewicht, Diabetes Typ II, Herz-Kreislauf-Erkrankungen, Stoffwechselerkrankungen.

Die WHO empfiehlt sechs Teelöffel Zucker täglich – eine Menge, die viele von uns um ein Vielfaches überschreiten. Wenn das andauert, können die Entzündungen im Körper zum metabolischen Syndrom (»Wohlstandssyndrom«) führen und auch Rheuma begünstigen. Zudem scheint Zucker die wichtigen und ausgleichenden Omega-3-Fettsäuren unwirksam zu machen.

Zu viel Zucker lässt das Bindegewebe steif werden. Bei der Verzuckerung (Glykation) wird Blutzucker an Kollagen gebunden, wodurch es seine Elastizität verliert. Es verklebt und kann das Wasser nicht mehr binden. Der Körper ist zwar grundsätzlich in der Lage, die Verzuckerung rückgängig zu machen, doch nimmt diese Fähigkeit mit zunehmendem Alter rapide ab, sodass das Bindegewebe immer unelastischer wird und die Haut ihre Festigkeit und Elastizität verliert.

Soja und Mais

Immer mehr Menschen fällt es schwer, den genetisch manipulierten Mais und auch Soja zu verdauen, sodass diese Lebensmittel häufig allergische Reaktionen auslösen können.

Mein Tipp: Streiche für zwei Wochen Alkohol, tierisches Eiweiß, Mais, Soja und Gluten von deinem Speiseplan, ernähre dich basisch, trinke genug Wasser (ca. 30–40 ml Wasser pro kg Körpergewicht) und schau, wie es dir damit geht. Wenn du das Gefühl hast, zu verschlackt und übersäuert zu sein, könnte eine Detox-Kur helfen.

Fasten / Detox-Kur

Fastenkuren können die Entzündung hemmen und wie ein »Reset«-Knopf wirken, um die Ernährung umzustellen. In der Funktionellen Medizin ist es bekannt, dass mit Fastenperioden, gefolgt von einer Ernährungsumstellung, eine Verminderung des Entzündungsgrades und damit der Schmerzen bei rheumatoider Arthritis erzielt werden. Diese Eliminationsdiäten haben zum Ziel, die Autoimmunerkrankung über den Darm zu erreichen und zu heilen. Dem zugrunde liegt ein 1985 erschienener Bericht im »Journal of Rheumatology«. Es wurde festgestellt, dass Patient/Innen mit rheumatoider Arthritis häufig auch ein »Leaky-Gut-Syndrom« haben. Die Darmschleimhaut (meist des Dünndarms) ist »porös« und durchlässig, sodass u. a. unverdaute Teile der Nahrung in den Blutkreislauf gelangen, was wiederum das Immunsystem in ständiger Alarmbereitschaft hält, weil Entzündungsstoffe freigesetzt werden.

Die meisten werden wissen, dass die Einnahme von Antibiotika die Darmschleimhaut schädigt bzw. zerstört. Was viele nicht wissen, ist, dass dies auch für gewisse Rheumamedikamente gilt. NSAR – also nichtsteroidale Antirheumatika mit den Wirkstoffen Paracetamol, Ibuprofen, Diclofenac u.a. – schädigen in hohem Maße die Darmschleimhaut und die Darmflora. Das bedeutet, dass es nach einer Fastenkur und nachfolgenden Ernährungsumstellung auch einer länger andauernden Sanierung der Darmflora bedarf.

Wenn der Stoffwechsel und die Verdauung nicht optimal funktionieren, nützen die beste Ernährung und die besten Übungen nichts. Für unsere Gesundheit ist nicht nur die Qualität der Lebensmittel maßgebend, mindestens ebenso wichtig ist die Qualität unserer Verdauung. Die Verdauung ist in höchstem Maße individuell und von vielen Faktoren abhängig, wie u. a. der Verdauungskraft, dem Zustand der Darmflora, der genetischen Disposition, Stress, dem Vorliegen von Nahrungsmittelunverträglichkeiten oder gar Allergien.

Aus eigener Erfahrung weiß ich, dass auch vermeintlich gesunde Nahrungsmittel krank machen können. Nämlich dann, wenn der Darm ein als gesund gepriesenes Lebensmittel nicht verdauen kann. Das kann zu ernsthaften Problemen führen: Trotz einer »eigentlich« gesunden Ernährungsweise baut man gesundheitlich immer mehr ab, fühlt sich unwohl, und Entzündungen machen sich im Körper breit. Wenn die Verdauungsvorgänge und der Stoffwechsel nicht optimal ablaufen, wird die Nahrung nicht entsprechend aufgespalten und verwertet. Dann beginnen nicht verdaute Nahrungsbestandteile im Darm zu gären, was zur Bildung von Fuselalkoholen führt, die die Darmflora schädigen und die Leber belasten.

Was soll denn nun auf den Speiseplan?

Wichtig ist, nicht nur Gluten, Milchprodukte, Alkohol, Fleisch und weißen Zucker wegzulassen. Es geht vor allem darum, neue kulinarische Genüsse zu entdecken, sich neuen Geschmackserfahrungen zu öffnen!

Statt Backwaren und Pasta können geschmacklich interessante neue Gerichte mit Hirse, Quinoa, Buchweizen oder Amaranth kreiert werden. Reis und Kartoffeln gehen natürlich auch. Am Anfang erfordert es etwas Geduld bei der Umstellung, was das Kochen und die Geschmacksnerven anbelangt. Doch der Körper wird es dir danken und mit weniger Schmerzen reagieren.

Die traditionelle mediterrane Küche dient als Vorbild, die Olivenöl statt Butter, Rahm oder Schmalz verwendet, Fisch statt Fleisch bevorzugt und ansonsten auf viel frisches und saisonales Gemüse, Obst und Nüsse setzt.

Bei allem ist das Geheimnis die Einfachheit. Unser Verdauungssystem ist überfordert mit den vielen, schnell wechselnden Geschmäckern und Gewürzen: Heute essen wir thailändisch, morgen indisch, dann libanesisch oder griechisch, spanisch oder chinesisch, zwischendurch gutbürgerlich und italienisch oder nur Junkfood. Kein Wunder, dass unser Darm verrücktspielt. Er mag es gerne simpel und einfach: wenige Gewürze, viele Kräuter, möglichst frisch, naturbelassen und saisonal.

In diesen Lebensmitteln findest du natürliche Entzündungshemmer: Spinat, Brokkoli, Zwiebeln, Knoblauch, Zitronen, Kirschen, Papaya, Blaubeeren, Nüsse, Hanföl, Leinöl. Zudem können als Entzündungshemmer OPC, Spurenelemente wie Zink und Selen sowie die Vitamine C, D und E eingesetzt werden sowie die Schwefelverbindung MSM.

Das Leben meint es gut

Meine ganz persönliche Geschichte

»Manchmal ist es weiser, unsere Vorstellungen sterben zu lassen, um Platz für die Wirklichkeit zu machen – für die Geschenke, die hinter unserem beschränkten Horizont auf uns warten.«
Chameli Ardagh

Ich bin der Überzeugung, dass es das Leben gut mit mir meint. Alles, was passiert, dient dazu, eine für mich wichtige Erfahrung zu machen. Eine Erfahrung, die mich näher an meine Essenz, an die Wahrheit bringt. Es mag sein, dass mir nicht immer gefällt, was geschieht, oder dass ich es mir anders wünsche. Doch tief in mir drin weiß ich, dass ich die Situation selber kreiert habe. Dass ich mitverantwortlich bin für das, was geschieht. Auf einer höheren Ebene, wenn ich hinter mein menschliches Drama schaue, weiß ich, dass es zu meinem Besten passiert. Das mag erst mal ein ziemlich harter Brocken sein. Vor allem wenn es darum geht, eine »unheilbare« Krankheit diagnostiziert zu bekommen und jahrelang bei jeder Bewegung starke Schmerzen zu haben.

Im Januar 2017 wurde bei mir rheumatoide Arthritis, eine Autoimmunerkrankung, festgestellt. Dies nach über einem Jahr starker Schmerzen, die im Herbst 2015 ganz unmerklich in den Handgelenken begannen und sich auf den ganzen Körper ausdehnten, sodass ich mich kaum noch oder nur unter heftigsten Schmerzen bewegen konnte. Laut Schulmedizin gibt es keine Heilungschancen. Lediglich gute Möglichkeiten, mit NSAR (Schmerzmittel, Entzündungshemmer), Kortison oder einer Art tiefstdosiertem Chemotherapeutikum den Krankheitsverlauf zu verlangsamen und die Schmerzen zu unterdrücken. Eine Heilung stand allerdings außer Frage. Meine Sensibilität gegenüber elektromagnetischer Strahlung setzte alldem noch die Krone auf. Diese Aussicht und Diagnose zogen mir den Boden unter den Füßen weg, und ich fiel in einen Raum voller Angst und Dunkelheit.

Erst die Einsicht, dass ich gar nichts mehr im Griff hatte, erst die totale Aufgabe und das Anerkennen meiner Handlungsunfähigkeit, das Anerkennen meiner Situation, haben etwas verändert. Es war vielmehr eine Hingabe an die Situation, an das Leben und daran, dass eine größere Intelligenz das Steuer übernehmen kann. Damit wurde ich an Menschen, Dinge und Ereignisse herangeführt und habe mich auf den Weg meiner Heilung gemacht.

Es hat etwas gedauert, bis ich gemerkt habe, dass das, wie sich das Leben mir zeigt, mit all den Schmerzen und Ängsten, kein Irrtum ist. Dass es nichts gibt, was ich schnell loswerden muss. Nichts, was ich passend machen und in den Griff bekommen muss, um zu meinem Leben und zu meiner Yogapraxis zurückzufinden. Was ich erlebe, IST meine spirituelle Praxis. Was ich erlebe, habe ich gerufen, um mir zu helfen, ganz zu meiner Wahrheit und Essenz zu finden. Zu dem, was sich durch mich ausdrücken und in die Welt fließen möchte. Und so habe ich mich der Situation hingegeben. Mit allen möglichen Konsequenzen. Auch der, daran zu sterben.

Die Hingabe hat einen Raum in mir geöffnet, der mir die Stärke und Energie geschenkt hat, mit allem mit- und hindurchzugehen, was dran war. Hingabe ist ein kraftvoller Yoga, der es erlaubt, mit allem präsent zu sein, was ist, ohne es ändern zu wollen. Das Paradoxe an der Situation ist, dass sich durch die Demut, die Hingabe und das Staunen etwas zu verändern beginnt. Es erwacht eine Kraft, die eine andere Qualität hat als die, die viele aus positiven Affirmationen kennen.

Mein Leben und meine spirituelle Praxis sind verschmolzen. Ich habe mein Leben dem Erwachen des Bewusstseins und der Verkörperung dieses Erwachens gewidmet. Yoga ist für mich kein getrennter Weg, kein paralleles Hobby zu meinem »normalen« Leben. Es ist diese Welle der Freude, die mich aus der Tiefe trägt.

Wir haben alle diesen großartigen, wundervollen Körper (und ja, manchmal schmerzt er!). Je mehr es uns gelingt, fühlend in ihn hineinzusinken, umso sensibler werden wir für seine Sprache, in der er mit uns kommuniziert. So können wir uns von ihm führen lassen und mehr im Einklang mit dem sein, was außen ist und was sich im Inneren ausdrücken möchte. Das alles ist eher ein Entspannen und Erlauben als unser gewohntes aktives Machen und Tun.

Wofür statt warum

Interessant ist, dass ich mich nie gefragt habe, warum mir das passiert. Warum es mich als achtsame Yogalehrerin trifft, die den Körper so bewusst spürt und auch viel über seine Funktionsweise gelernt hat. Ich habe nicht »Wieso ich?« gefragt.

Meine Frage war: »Wofür, wozu?«

Wenn wir »Warum?« oder »Wieso ich?« fragen, dann fallen wir in die Rolle des Opfers. Es entsteht eine Schwere, eine Passivität. Die Frage nach der Schuld steigt auf. Wir kreieren eine Negativspirale, die uns immer tiefer in das Leiden zieht. Wenn wir nach dem »Wofür?« oder »Wozu?« fragen, geht etwas auf. Ich weiß nicht, ob du das spüren kannst. Wenn es etwas gibt, mit dem du haderst, dann geh mal mit diesen beiden unterschiedlichen Fragestellungen an die Sache. Sprich es laut aus. Kannst du spüren, dass du bei den Fragen nach dem Wofür bzw. Wozu in eine Handlungskraft kommst? Es geht was auf. Es wird etwas wach. Du stehst ein für dich. Übernimmst Verantwortung. Ein Prozess der Suche nach der Lösung wird angestoßen.

Gerade bei einer Krankheit oder bei Schmerzen ist es fundamental, dass du aufhörst, dir Fragen wie »Wieso passiert mir das?«, »Womit habe ich das nur verdient?«, »Was habe ich nur falsch gemacht?« zu stellen. Das wird dich nicht weiterbringen. Im Gegenteil. Es wird dich runterziehen, du wirst dich nur im Kreis drehen und Schuld und Scham verspüren.

Du hast nichts falsch gemacht. Du bist nicht schuld an deiner Situation. Klar, du hast sie mit kreiert. Aber du bist nicht schuld. Das ist ein feiner und großer Unterschied. Vielleicht hilft dir eine etwas andere Fragestellung – nämlich die nach dem Wozu – herauszufinden, was der Schmerz oder die Krankheit von dir braucht.

Die Frage nach dem Wozu schenkt dir Stärke und öffnet den Raum für Veränderung. Es bedeutet nämlich, dass du den Schmerz oder die Krankheit anerkennst. Dass du dich dem Schmerz zuwendest. Das kann dir Klarheit verschaffen und bei einer Sinnfindung helfen, die ohne Schmerz nicht möglich gewesen wäre. Es klopft dich weich. Es öffnet dich in eine Verletzlichkeit hinein, die dich befähigt, das Leben intensiver zu spüren. Es schenkt dir Mut, mit dem zu sein, was ansonsten unerträglich wäre.

Solange wir leben, werden wir Schmerzen haben. Der Schmerz gehört zum Leben. Das können wir nicht ändern. Leid hingegen schon. Leiden ist hausgemacht. Wie lange wir an einer schmerzlichen Situation leiden, liegt ganz bei uns.

Dharma statt Drama

»Wo deine Talente und die Bedürfnisse der Welt sich kreuzen, dort liegt deine Berufung.« Aristoteles

Damit wir im Leben Erfüllung finden, ist es essenziell, das Anliegen der Seele für ihr Dasein zu kennen. Wir alle kommen mit einem uns inhärenten Potenzial auf die Erde, das gelebt werden möchte. Dharma ist die immense Kraft, die uns im Inneren unterstützt, zu wachsen, unser Potenzial zu entfalten und zu dem Menschen zu werden, der wir sind. Dharma ist dieser nährende Faden, der sich durch all meine Gedanken, Worte und Taten webt – ganz egal, welchen Beruf ich habe. Es ist die Art und Weise, wie ich spreche, anderen begegne, was ich tue oder lasse, wie ich mit mir umgehe, wie ich meinen Tag gestalte. Auch wenn sich unser Dharma im Laufe unseres Lebens nicht verändert, so verändert sich sehr wohl die Ausdrucksweise durch die verschiedenen Situationen, die uns das Leben schenkt.

Unser Dharma ist unsere Bestimmung, es ist etwas, das wir uns nicht aussuchen. Wir werden damit geboren – so, wie beispielsweise aus einem Samen eine Rose und aus einem anderen eine Eiche wächst. Wenn wir in eine Richtung gehen, die nicht unserer Natur entspricht, wird uns das viel Energie kosten, werden wir nicht glücklich werden.

Mittlerweile glaube ich, dass viele Erkrankungen, dumpfes Unbehagen, Lustlosigkeit und Depressionen entstehen, weil wir komplett an unserer Bestimmung und unserer inneren Natur vorbeileben. Es ist nicht im Einklang, was wir tun und was an Potenzial in uns steckt und gelebt werden will. Das ist es, was uns aus der Balance bringt, dieses permanente Handeln gegen die eigene Natur, wenn der Großteil der täglichen Handlungen und Entscheidungen gegen das läuft, was im Inneren entsteht und erblühen, sich ausdrücken will.

Deshalb kann es sein, dass wir, um auf die Spur unseres Dharmas zu kommen, Schmerzen erfahren werden. Es ist keine Bestrafung. Wir haben auch nichts falsch gemacht. Es ist ein Zeichen dafür, uns an unsere Mission zu erinnern. Eine Aufforderung, etwas genauer hinzuhorchen, hinzuschauen, hineinzufühlen. Es ist eine Chance für tiefe Heilung. Schmerz ist ein »Aufrüttler«. Er fordert uns auf, endlich in die Gänge zu kommen und einzustehen dafür, wer wir sind und was wir zu dieser Welt beizutragen haben.

Literaturverzeichnis

Ahlhorn, Andreas/Krämer Dennis: *Flossing in Therapie und Training.* München 2016.

Begley, Sharon: *Neue Gedanken – neues Gehirn.* München 2007.

Dr. Blum, Susan: *Autoimmunerkrankungen erfolgreich behandeln.* Kirchzarten 2019.

Bueß-Kovács, Heike: *Das hilft bei Leaky Gut.* München 2019.

Burkhard, Gudrun: *Das Leben in die Hand nehmen.* Stuttgart 2014.

Dr. med. Carls, Jörg: *DMSO – Stellenwert in der Handtherapie.* http://www.j-carls.de/media/680335b3b9e76a2ffff804efffffff1.pdf (abgerufen am 21.09.2019).

Dejung, Beat/Gröbli, Christian/Colla, Fernando/Weissmann, Ricky: *Triggerpunkt-Therapie.* Göttingen 2002.

Dr. med. Fischer, Ellen: *Verspannungen sanft lösen.* Hannover 2018.

Dr. Fischer, Hartmut P. A.: *Das DMSO-Handbuch: Verborgenes Heilwissen aus der Natur.* Schnaittach 2012.

Frey, Hannah: *Clean Eating Basics.* München 2016.

Liebscher-Bracht, Roland/Dr. med. Bracht, Petra: *Die Arthrose-Lüge.* München 2017.

Myers, Thomas W.: *Anatomy Trains – Myofasziale Meridiane.* München 2015.

Oellerich, Heike/Wessels, Miriam: *Cupping – die neue Methode zum Lösen der Faszien.* München 2018.

Pauli, Sabine/Leiner, Gerda: Ergotherapeutische Übungen in der Handtherapie. Dortmund 2015.

Scheurl-Defersdorf, Mechthild R. von: *In der Sprache liegt die Kraft.* Freiburg 2016.

Schleip, Robert/Findley, Thomas W./Chaitow, Leon/Huijing, Peter A.: *Lehrbuch Faszien: Grundlagen – Behandlung – Forschung.* München 2014.

Schmidt, Lucia Nirmala: *Faszien-Yoga.* München 2015.

Schmidt, Lucia Nirmala: *Atmen – jetzt.* München 2013.

Schmidt, Lucia Nirmala: *Detox Yoga.* München 2014.

Siegel, Daniel: *Mindsight.* München 2012.

Siegel, Daniel: *Das achtsame Gehirn.* Freiburg 2014.

Stechmann, Klaas: *Faszien selbst behandeln.* Marburg 2015.

Suslik, Dominik/Seifert, Sascha: *Training und Therapie mit dem Flossband.* Aachen 2016.

Trökes, Anna/Knothe, Bettina: *Neuro-Yoga.* München 2014.

Wiederkehr, Katrin: *Wer loslässt, hat die Hände frei.* Frankfurt 2005.
William, Anthony: Mediale Medizin. *Der wahre Ursprung von Krankheit und Heilung.* München 2016.
William, Anthony: *Medical Food. Warum Obst und Gemüse als Heilmittel potenter sind als jedes Medikament.* München 2017.

Hilfreiche Adressen

Für Workshops, Yogalehrer-Ausbildungen, Yoga-Ferien etc. mit Lucia Nirmala (LuNa) Schmidt:
www.body-mind-spirit.ch
www.chiyoga.ch

Online-Yogastudio für Yoga mit LuNa Schmidt
www.yogaeasy.de

FaszienYOGA-DVDs – zum Downloaden
www.body-mind-spirit.ch

Adressen für die Faszien-Hilfsmittel
Für Myofaszial-Tools (Bälle, Dom, Rolle, Flossingbänder, Eggsercizer, Power-Web:
www.vistawell.ch

Die Lösung für deine Faszien. Mit Druck, Unterdruck und Scherung das fasziale System unterstützen:
www.bellabambi.de

Für den Massagering:
www.le-papillon-bleu.ch

Adresse für Yogamatten und mehr:
www.laessig-fashion.de

Weitere hilfreiche Adressen:
Rheumaliga Schweiz,
www.rheumaliga.ch

Pohltherapie,
www.koerpertherapie-zentrum.de

Jan Lingen,
www.muskel-und-gelenkschmerzen.de

Jörg Carls, **www.j-carls.de**

Carolin Florschütz, **www.c-flows.de**

Yerpun Solar,
www.centro-amazanga.com

Danke

Dem Schmerz, der Verzweiflung und der Angst, die mich herausforderten, still zu werden, noch tiefer zu gehen, noch genauer zu lauschen, zu fühlen und feiner und klarer zu werden.

Meinen Eltern und den Ahninnen und Ahnen – ich bin zutiefst dankbar für mein Leben.

Yerpun Solar für deine Vision und Begeisterung, mit der du mehr Bewusstsein in diese Welt bringst.

Den Teilnehmer/Innen meiner Kurse, die mir immer wieder die Gelegenheit geben, mein Wissen in der Praxis zu überprüfen und meinen Unterricht zu verfeinern.

Carolin Florschütz für die Unterstützung bei den Übungsbeschreibungen.

Sabine Jaenicke vom Verlag Droemer Knaur für die freudvollen, bestärkenden, nährenden und achtsamen Begegnungen.